Marie Jamin-Hauchard

Laissez le Reiki Entrer dans votre Vie

Marie Jamin-Hauchard

Laissez le Reiki Entrer dans votre Vie

Éditions Vie

Impressum / Mentions légales

Bibliografische Information der Deutschen Nationalbibliothek: Die Deutsche Nationalbibliothek verzeichnet diese Publikation in der Deutschen Nationalbibliografie; detaillierte bibliografische Daten sind im Internet über http://dnb.d-nb.de abrufbar.

Alle in diesem Buch genannten Marken und Produktnamen unterliegen warenzeichen-, marken- oder patentrechtlichem Schutz bzw. sind Warenzeichen oder eingetragene Warenzeichen der jeweiligen Inhaber. Die Wiedergabe von Marken, Produktnamen, Gebrauchsnamen, Handelsnamen, Warenbezeichnungen u.s.w. in diesem Werk berechtigt auch ohne besondere Kennzeichnung nicht zu der Annahme, dass solche Namen im Sinne der Warenzeichen- und Markenschutzgesetzgebung als frei zu betrachten wären und daher von jedermann benutzt werden dürften.

Information bibliographique publiée par la Deutsche Nationalbibliothek: La Deutsche Nationalbibliothek inscrit cette publication à la Deutsche Nationalbibliografie; des données bibliographiques détaillées sont disponibles sur internet à l'adresse http://dnb.d-nb.de.

Toutes marques et noms de produits mentionnés dans ce livre demeurent sous la protection des marques, des marques déposées et des brevets, et sont des marques ou des marques déposées de leurs détenteurs respectifs. L'utilisation des marques, noms de produits, noms communs, noms commerciaux, descriptions de produits, etc, même sans qu'ils soient mentionnés de façon particulière dans ce livre ne signifie en aucune façon que ces noms peuvent être utilisés sans restriction à l'égard de la législation pour la protection des marques et des marques déposées et pourraient donc être utilisés par quiconque.

Coverbild / Photo de couverture: www.ingimage.com

Verlag / Editeur:
Éditions Vie
ist ein Imprint der / est une marque déposée de
OmniScriptum GmbH & Co. KG
Heinrich-Böcking-Str. 6-8, 66121 Saarbrücken, Deutschland / Allemagne
Email: info@editions-vie.com

Herstellung: siehe letzte Seite /
Impression: voir la dernière page
ISBN: 978-3-639-75021-8

Laissez le REIKI

Entrer dans votre vie.

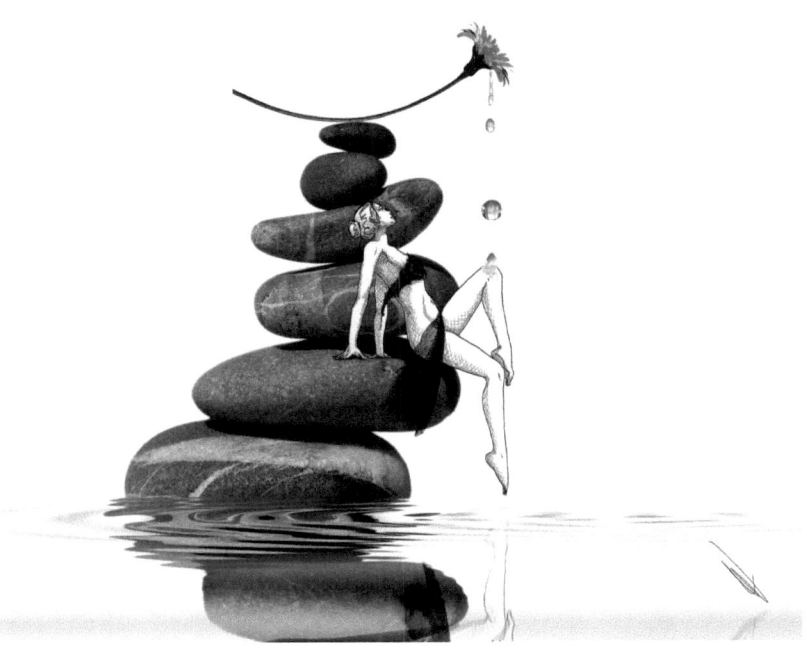

Illustration : CokecinL

Remerciement

Pour commencer par le commencement, je voudrai remercier mes parents. Merci d'être ceux que vous étiez, êtes et serez : une base solide et aimante pour moi, mes sœurs et mes enfants : Notre Cocon. Je remercie par la même mes frangines qui ne sont pas que des sœurs mais aussi mes amies ! Je remercie mon Mari, merci d'être mon homme, de construire notre cocon, d'être un si bon père et un si bon compagnon, merci pour nos choix de vie si épanouissants. Merci d'accepter et respecter ma passion Reiki malgré le fait que tu n'adhère pas. Bien sûr, je remercie mes enfants qui font de moi la femme confiante que je suis maintenant, je suis si fière de vous. Je vous aime ma famille.

Je remercie mon Amie des volcans d'Auvergne qui m'a fait découvrir l'énergie Reiki même si, pour le coup, nous ne sommes pas de la même « école ». Je remercie ma Maître Sandra pour m'avoir acceptée, formée, pour son professionnalisme, ses bons conseils et maintenant, son amitié ! Je remercie tous mes amis, merci d'être là ! Et spécifiquement tous ceux qui ont acceptés de me servir de cobaye dans mon apprentissage Reiki ! Grace à vous j'ai pris confiance en mes capacités. Je remercie mes petites lumières sur Facebook, elles se reconnaitront. Big Up spécial pour Sylvie et Emilie.

Je remercie évidemment les Editions Vie pour m'avoir contactée il y a quelques mois me permettant de me lancer dans l'écriture de ce bouquin : quelle chouette expérience !

AVERTISSEMENT :

En écrivant ce livre, je n'ai pas la prétention d'imposer ma vision et mes croyances comme étant la seule et unique vérité. Ce qui suit n'est que le résultat de mon expérience personnelle et de mes recherches. Chacun a sa vision du Reiki et de la vie, pour certains le Reiki ne se pratique pas du tout comme je l'explique ici et pour d'autres même le Reiki n'est que le produit d'un fort effet placebo. J'ai envie de répondre « Et quand bien même ? Pourquoi pas ? Pour moi, ce n'est pas le cas » mais je répète, je n'ai pas la prétention de détenir LA vérité et je pense que personne ne peut l'avoir. Placebo ou pas, le plus important est le résultat et seule l'expérience de chacun compte. Je mets l'accent sur le fait que le Reiki et autres soins énergétiques ne remplacent absolument pas la médecine traditionnelle. J'utilise les mots comme « soins » ou encore « crise » ou « guérison » non pas dans un cadre médical mais bel et bien dans un cadre holistique de « bien-être » et « mieux être ». Il ne s'agit pas d'exercice illégale de la médecine, un praticien Reiki ne manipule pas physiquement le corps des receveurs, n'effectue aucun diagnostique et ne prescrit aucun médicament.

« Si le Reiki pouvait s'étendre à travers le monde, il toucherait le cœur humain et les mentalités de la société. Il serait une aide précieuse pour beaucoup d'entre nous, guérissant non seulement les maladies, mais aussi la Terre en tant que tout. »

Maxime gravée sur la tombe du Docteur Usui dans le temple bouddhiste de Shoji dans la banlieue de Tokyo

Energies : Les bases

Au début du 20e siècle, les scientifiques ont démontré que la « matière » n'existe pas réellement et que tout est « vibratoire », tout est « atomes vibrants » à différents taux de fréquences. Ce qui est léger vibrant plus rapidement que ce qui est lourd. Ce que nous avons l'habitude d'appeler "matière", est composée d'énergie lourde, à un taux vibratoire plus bas que l'énergie de nos pensées par exemple.

Donc, selon un bon nombre de scientifiques, « tout est énergie » : la matière, le corps, les pensées… au même titre que ces énergies communément acceptées qui composent notre quotidien : la lumière, la force, le déplacement, la chaleur… etc.

Cette énergie vitale est, comme son nom l'indique, la base de la vie, et ce, pour toutes les espèces des différents règnes de la Terre : des minéraux aux humains, en passant par les végétaux et les animaux. L'espace qui nous entoure, l'Univers, est constitué de cette force infinie et inépuisable. À chaque instant de la Vie, qu'elle soit minérale, végétale, animale ou humaine, cette énergie se déverse et fait vivre.

Tout être a une fréquence vibratoire qui lui est propre, bien souvent les affinités se créées grâce à elles. Avez-vous déjà ressenti de l'amitié pour un inconnu ? Une envie d'aller vers lui et d'être son ami ? Les affinités se font sur le niveau subtil des fréquences vibratoires, vous êtes surement sur la « même longueur d'onde » ! Ainsi, tout être vivant reçoit et émet en permanence dans l'univers de l'énergie sous plusieurs formes : énergie psychique, physique, spirituelle, vitale, etc.

Suivant les cultures, les religions, les traditions et les chercheurs du monde entier, cette énergie vitale est la même mais prend d'autres noms :

- *Baraka* chez les Soufis,
- *Chi* en Chine,
- *Elan vital* de Bergson,
- *Skati, Kundalini* pour les Hindous

- *Force cosmique* pour l'école ésotérique
- *Elima* chez les Nikunda
- *Énergie Biocosmique* du Dr O. Brunler,
- *Énergie Bioplasmique* ou *Bioplasma* chez certains chercheurs Russes,
- *Force Vitale Universelle* du baron Ferson,
- *Force X* de L.E. Eemann,
- *Jésod* des Juifs de la Kabbale,
- *Ka* chez les Égyptiens,
- *Kckankar* du Pali,
- *Mana* ches les Kahunas,
- *Mgebe* chez les Pygmés Huris,
- *Oki* chez les Hurons,
- *Orende* chez les Iroquois,
- *Orgone* de Wilhem Reich,
- *Pneuma* ches les Grecs,
- *Pouvoir guérisseur de la nature* d'Hyppocrate,
- *Pouvoir Odique* du baron Reichenbach,
- *Prana* en Inde,
- *Lumière* et *Saint Esprit* chez les Chrétiens,
- *Télème* d'Hermès Trismégiste,
- *Tellurisme* du professeur G. Kieser,
- *Wakan* ou *Wakouda* chez les Sioux

"*Toutes les choses visibles sont faites de choses invisibles et pourtant bien réelles*" A. Einstein

Je rajouterai: au même titre, voyez-vous les ondes radio ? Pourtant leur existence est acceptée !

Au Japon, il existe un système bien précis des énergies dites « de vie ». Elles se complètent toutes, interagissent et se composent les unes des autres (comme le système des poupées russes : la première étant contenue dans la seconde, la seconde et la première étant contenues dans la troisième…etc.). Elles nourrissent notre corps physiques et, de façon plus abstraite, tout ce qui compose notre personnalité.

Pour les Japonais, les énergies de vie de base sont classées en 8 catégories :

1. ***Kekki*** : Reliée au premier chakra, c'est le Ki, l'énergie de la force nourrissante, de la vitalité, l'énergie du sang (« Ketsu » veut dire « sang » en japonais). Cette énergie, sans les autres catégories pour la contenir, est un peu anarchique.

2. ***Shioke*** : Reliée elle aussi au premier chakra, est le contenant du Kekki, là où elle est stockée. Elle peut être traduit par « le ki du sel/des minéraux ». Cette énergie donne de la substance à la vitalité.

3. ***Mizuke*** : Reliée au deuxième chakra, c'est l'énergie des relations. Elle peut être traduite par « ki des liquides ». Energie de base des émotions, des interconnexions sociales, de la sexualité, …etc. De tout ce qui vient de notre rapport à l'Autre. C'est grâce à elle que le Shioke arrive à contenir le Kekki.

4. ***Kuki*** : Reliée au troisième chakra, c'est l'énergie de l'autoréalisation. Elle peut être traduite par « le ki des gaz/de l'air ». Elle est activée quand nous prenons conscience de notre individualité et quand nous agissons pour notre propre bien-être et bien vivre.

5. ***Denki*** : Reliée au quatrième chakra, c'est l'énergie de la morale, de l'éthique, elle représente ce que nous devons suivre pour nous réaliser

dans le respect de nous-même et des autres. Il se traduit par « ki du tonnerre ».

6. *Jiki* : Reliée au cinquième chakra, c'est l'énergie qui entraine nos réactions face aux défis de la vie. Elle peut être traduite par « le ki de la force d'accumulation magnétique ». Elle nous aide à comprendre que tout est leçon de vie.

7. *Reiki* : Reliée au sixième chakra, c'est l'énergie de l'équilibre de la circulation. Elle qui régule tous les ki, toutes les énergies précédentes afin que nous soyons en totale harmonie. Elle peut être traduite par « force/pouvoir de l'esprit ».

8. *Shinki* : Reliée au septième chakra, c'est l'énergie « divine ». Celle dont découle toute création. C'est l'énergie la plus pure.

A l'aide de la méditation, de la reconnexion avec nous-même, aux arts martiaux ou grâce à l'initiation au Reiki, il peut être possible de ressentir ces énergies subtiles, les développer et même de les manipuler avec notre intention (pour la guérison, le bien-être ou par exemple pour casser des briques à la main). Suivant nos pensées ou intentions (notre libre arbitre), le Ki peut donc être manipulé positivement ou négativement, il sera alors responsable de notre bonne ou mauvaise santé. D'où l'importance de développer une image positive de nous-même. Ceci explique aussi pourquoi le moral joue beaucoup en cas de maladie grave. Le Reiki peut donc remplacer le ki négatif par le ki positif si nous le voulons consciemment ET inconsciemment. Influencer le Ki des autres est la base de ce qui est communément appelé « empathie ».

Pour ceux qui y croient : c'est aussi pourquoi certains karmas sont plus lourds que d'autres, nos vies passées peuvent être chargées de Ki positif ou négatif ce qui entraine dans nos vies actuelles la chance ou malchance. De la même façon, les histoires familiales de nos ancêtres peuvent influencer notre vie.

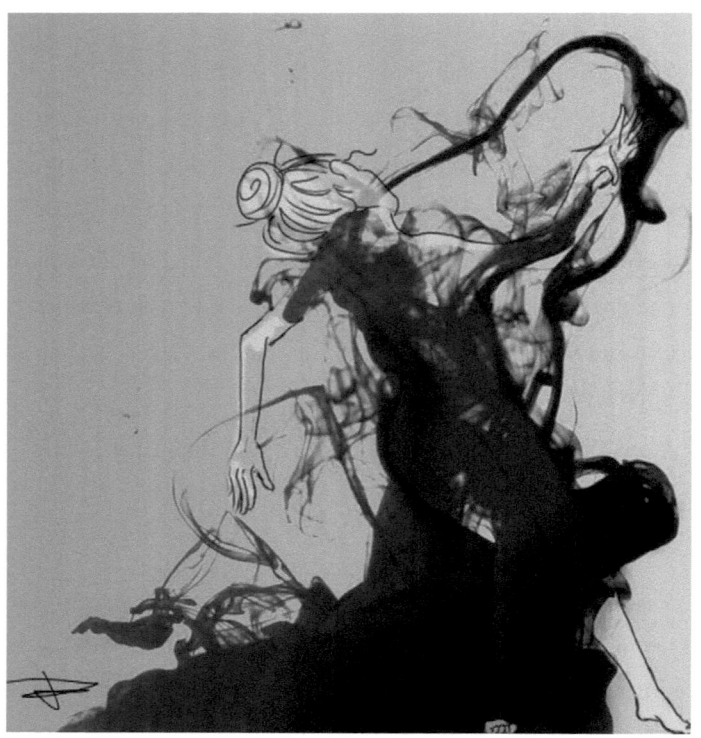

Illustration : CokecinL

Nos différents corps

Notre être est constitué de plusieurs couches les unes imbriquées dans les autres (de nouveau les poupées russes !). Ces couches entourent notre corps et c'est dans celles-ci que circule l'énergie vitale. L'intégralité de ces couches est appelée « aura ». L'aura est un champ électromagnétique, unique pour chacun (comme les empreintes digitales), vibrante d'énergies et de lumière, son étendue peut varier d'une personne à l'autre et même d'un moment à l'autre pour une même personne. Elle s'étend horizontalement et verticalement de quelques centimètres à plusieurs mètres suivant les individus et leur développement spirituel. Certaines personnes disent arriver à voir l'aura. Celle-ci changerait de couleur suivant l'état d'esprit ou de santé d'une personne. Nous pouvons même l'admirer nous-même : dans certaines œuvres d'art !

Les photographies dites "Kirlan" ont été découverte accidentellement en 1939 par le couple russe Semyon et Valentina Kirlian. Pour beaucoup, ces magnifiques photographies permettent de "mettre en lumière" l'aura.

Nous utilisons notre aura bien souvent inconsciemment comme détecteur subtil : en sentant quand quelqu'un arrive dernière nous par exemple ou encore quand nous nous sentons irrémédiablement attirés ou rebutés par une personne.

L'aura est donc constituée de couches que nous appelons « les 7 corps subtils » :

1. Il y a premièrement le corps physique: il s'agit tout simplement de notre corps, notre enveloppe corporelle, os, chair, muscle, sang...etc.

2. Vient le corps éthérique, lié au corps physique dont il ne se sépare seulement après la mort. Il est le siège de la perception physique de la douleur. C'est dans ce corps que l'on trouve les méridiens appelés « nadis »: des milliers de canaux sous forme de réseaux de fils lumineux qui transportent l'énergie. Lorsqu'un grand nombre de nadis se croisent, on obtient un point énergétique plus important en forme de vortex appelés « chakra ». Les chakras transmettent au corps physique l'énergie vitale. Les méridiens les plus proches de la surface de la peau sont utilisés pour l'acupuncture et l'acupression. A chaque méridien correspond un organe, un des cinq éléments (terre, Feu, Bois, Métal et Eau) et chacun est Yin ou Yang. Si tous les méridiens sont harmonisés, équilibrés entre le yin et le yang et entre les éléments, le corps est en pleine santé.

3. En troisième position, nous trouvons corps astral, celui qui contient la conscience. Il est le siège de la personnalité, de nos activités mentales, de nos émotions et de nos désirs.

4. Ensuite vient le <u>corps mental</u>. Nous y trouvons nos pensées, nos idées et nos connaissances logistiques. Il se divise en deux : le mental supérieur (pensées sans jugement, créativité, intuition…) et le mental inférieur (pensées linéaires et jugement).

5. Le cinquième corps est le <u>corps causal</u>. Y sont emmagasinées toutes nos expériences, il est le gardien de nos connaissances. Le corps causal amène la conscience de l'homme, l'intuition spirituelle. C'est un lieu de discernement et de perception.

6. En avant-dernier nous trouvons le <u>corps spirituel</u>, le siège de l'esprit, de notre spiritualité.

7. Enfin, le dernier corps est le <u>plan divin</u>: Il est la conscience supérieure. Le « moi » qui « sait ». Le corps d'où vient notre intuition, notre 6ième sens.

Nos corps subtils qui, comme tout, sont vibratoires sont donc à la base de notre énergie spirituelle et physique. Pour la plupart, ils ne sont pas affectés par l'espace-temps (d'où la possibilité de soins à distance ou dans le temps, nous y reviendrons). Chaque corps interagit avec les autres: un grain de poussière sur un des corps peut amener une perturbation dans les suivant et entrainer un symptôme ou une maladie sur les derniers. C'est l'effet papillon.

La litho-thérapie et les soins énergétiques peuvent travailler sur ces "grains de sable" et calmer voir supprimer les symptômes et maladies (Attention, ces soins peuvent aider et servir de béquille ils ne remplacent en aucun cas la médecine moderne).

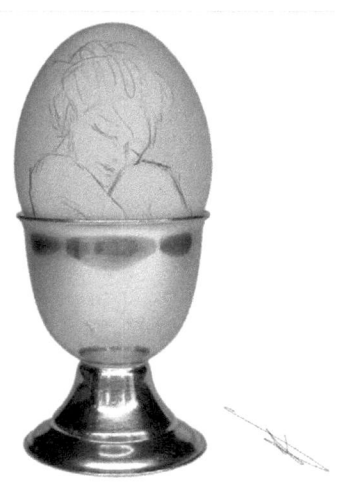

Illustration : CokecinL

Les chakras

Les chakras ne sont pas directement liés au Reiki Usui traditionnel mais connaitre leurs existences et fonctionnement est une bonne aide en travail énergétique. De plus, il existe une technique Reiki servant à les équilibrés (voir chapitre sur les techniques).

Aux cours des cinq derniers millénaires, les sages, philosophes, scientifiques et mystiques du monde entier se sont accordés sur le fait que notre environnement et nos corps sont composés d'énergies subtiles. Plusieurs principes ont été développés suivant les croyances et la tradition de chacun partout dans le monde. Il revient par contre à chaque fois l'idée que, dans le corps éthérique, les flux d'énergies, appelés nadis ou méridiens, constituent un réseau. Ils se rencontrent à certains endroits créant ainsi à chaque fois un motif circulaire, tournoyant, comme un entonnoir...un vortex… (Les plus « visibles » dans la matière, autour de nous, sont les galaxies ou encore les courants d'eau par exemple).

Des mystiques de l'inde antique ont décrit ces vortex dans les Védas (source principale de la cosmologie et de la philosophie hindoue) et les ont nommés « chakras » (à prononcer *"tchakra"*). Les védas ont été rédigés en sanskrit. C'est une langue indo-européenne de la famille indo-aryenne, autrefois parlée dans le sous-continent indien, entre autre la langue des textes religieux hindous ainsi que de textes littéraires ou scientifiques. A ce titre, le sanskrit continue d'être utilisé, à la manière du latin en Occident. « Chakra » est donc un mot sanskrit que nous pouvons traduire par « roue ».

Les chakras sont des passerelles permettant à l'énergie de rayonner aussi bien vers l'intérieur que vers l'extérieur. Lien entre l'énergie vitale propre de chacun et l'énergie extérieure, les chakras ont pour fonction de nous maintenir en état de vitalité optimale. Ils sont des transformateurs d'énergies subtiles : ils prennent le Ki qui nous entoure, le mettent à la fréquence dont nous avons besoin et nous le transmettent. Ils sont nos « postes de radio ».

Le concept de chakras est arrivé en occident au XIXe siècle via certains penseurs intéressés par le mysticisme oriental. A une époque où les mouvements mystiques étaient en vogue en occident (spiritisme, théosophie…etc.), ils ont traduit les textes védiques. Les trois premiers chakras ont été, à l'époque, passés sous silence. De par leur position « inférieur » au corps qui faisait écho à la sexualité, sujet gênant pour les théosophes.

Nous possédons sept chakras principaux (et une vingtaine de secondaires) répartis le long du corps, de la base de la colonne vertébrale au sommet du crâne. Chaque chakra est représenté par une couleur : sept chakras associés aux sept couleurs de l'arc en ciel. Cette histoire de couleur est un concept moderne, tout simplement chacun des chakras vibre à une fréquence qui lui est propre, et comme la couleur n'est rien d'autre qu'une fréquence particulière, chacun d'eux a été associé à une couleur connue de l'humain permettant de retenir facilement ses qualités. Leur vibration propre est symbolisée par un bija : phonème monosyllabique sanskrit qui veut dire semence ou germe à prononcer pour éveiller son énergie.

A chaque chakra son domaine réservé, suivant son emplacement au niveau du corps et la proximité de nos organes. En effet, Chakras et glandes endocrines vibrent et fonctionnent en harmonie. Les glandes endocrines régulent notre équilibre hormonal et métabolique. Le système endocrinien agit avec le système nerveux pour contrôler le processus interne du corps. C'est pourquoi le stress est signe d'un déséquilibre métabolique. Les hormones créées par les glandes passent dans la circulation sanguine en fournissant à tout le corps l'énergie vitale lui permettant de travailler en profondeur sur l'activité des tissus, muscles, organes…etc... Nos hormones régulant les processus vitaux du corps (croissance, reproduction, vieillesse, métabolisme, auto guérison…etc.), l'hyper activité ou l'hypo activité d'une seule glande peut affecter l'organisme tout entier, il s'agit de nouveau de l'effet papillon. Les énergies subtiles du corps sont renvoyées par les glandes endocrines aux chakras.

Les glandes endocrines reliées aux chakras sont :

1. Les gonades (testicules et ovaires) sécrétent les hormones sexuelles (testostérone, œstrogènes et progestérones). Elles sont liées à la fertilité, au développement et comportements sexuels.

2. Les îlots de Langerhans, cellules du pancréas (des cellules agissant comme des glandes), elles sécrétent l'insuline pour la métabolisation du sucre.

3. Les glandes surrénales jouent sur le système immunitaire et métabolique et ont un impact sur le stress.

4. Le thymus travaille sur le système immunitaire.

5. La thyroïde et parathyroïde travaillent sur la façon dont les cellules brûlent les aliments pour produire de l'énergie.

6. L'épiphyse ou glande pituitaire sécrète les hormones et contrôle d'autres glandes.

7. Et enfin la glande pinéale ou hypophyse régule le sommeil.

Chaque chakra se déploie autant à l'avant du corps qu'à l'arrière, à la manière d'un double cône, comme des entonnoirs. A l'exception du premier et du dernier chakra qui se déploient vers le bas et vers le haut du corps.

Se désintéresser excessivement à un des chakras (ou thème associé) ou au contraire trop s'y concentrer peut amener un déséquilibre (hyper activité ou hypo activité) entrainant des troubles. Etant tous reliés, un chakra déséquilibré sera une menace pour les chakras à proximité : très rapidement tout le système peut devenir malsain et entrainer troubles et maladies.

Les sept chakras :

- 1^{ier} Chakra : le chakra racine, chakra de base ou *Muladhara.*

C'est la représente du JE SUIS. Présent à la base de la colonne vertébrale, à la jointure du sacrum et du coccyx dans la zone pubienne, le nom signifie « fondation ». Il s'ouvre vers le bas.

Symbolisé par un carré (l'élément terre) entouré par quatre pétales de lotus (les points cardinaux). On peut y voir la représentation d'un éléphant à sept trompes représentant les « sept sacrés » : sept chakras, sept planètes, sept couleurs, sept notes, sept aspects comportementaux que l'on doit travailler.

Ses couleurs dominantes sont le jaune, le noir et le rouge.

Sa vibration est représenté sur le dos de l'éléphant où repose le bija « *Iam* ».

Fonction : Il devient actif de la naissance à 1 an, il est l'instinct de survie, la force de vie et le lien avec la Terre. Son énergie influence notre besoin d'alimentation et de logement. Il permet de combattre et donne la force de s'imposer, il procure sécurité et bien-être. Créativité, prospérité, siège de l'énergie Kundalini. Ce chakra est aussi associé au pouvoir, à l'agression, la sécurité, l'argent, le travail, la fertilité, le foyer, le sentiment d'appartenance, la confiance, l'acceptation de soi.

Relié physiquement aux testicules, ovaires, glandes surrénales (éloignées mais représentant l'instinct de survie), plexus coccygien, colonne vertébrale, hanches, pieds, jambes, vessie et lié à la digestion inférieure.

Equilibré, il amène l'honnêteté vis-à-vis de soi et des autres.

En cas de déséquilibre, il amène une peur de vivre, un sentiment d'insécurité, de l'agressivité, une attitude défensive, angoisse, nervosité, non-fiabilité, difficulté à dire « non » ou « oui » selon s'il est hyper actif ou hypo actif, indécision, fierté, rigidité, soucis de selles (diarrhée ou constipation), hémorroïdes, impuissance,…

- 2ième Chakra : le chakra sacré, chakra du sexe, *Swadhisthana.*

C'est la représentation du JE RESSENS. Il est situé entre le pubis et le nombril (environ 3 à 5 cm en-dessous) le nom signifie « douceur ». Il s'ouvre devant et derrière.

Il est symbolisé par six pétales, l'élément « eau » et un crocodile qui incarne l'énergie sensuelle, aqueuse et faussement forte.

Ses couleurs dominantes sont le rouge et l'orange.

Sa vibration repose sur le dos du crocodile : c'est le bija « *vam* ».

Fonction : Ce chakra devient actif dès 6 mois à 2 ans quand apparaissent les premières notions de plaisir et de gratification. Sa fonction est de stimuler la créativité physique, artistique et sexuelle. Lié à l'émotion, l'expression de ses sentiments et la sensualité/sexualité. Il est aussi le siège de nos zones d'ombres, où nous cachons nos humiliations et notre culpabilité. Il est lié à notre vitalité, notre joie de vivre, la délicatesse des sentiments, les relations, le partage, l'appétit, le désir et l'estime de soi.

Relié physiquement aux organes génitaux, vertèbre sacrée de la colonne vertébrale, plexus sacré (conglomérat nerveux), organes reproducteurs, fonction d'élimination du corps, digestion, reins, appareil urinaire, lombaires.

Equilibré, il amène à l'écoute, l'ouverture et appréciation des joies de la vie.

En cas de déséquilibre, il peut entrainer une dépendance à la luxure ou une insatisfaction sexuelle (suivant s'il est hypo actif ou hyper actif), des abus des autres, une faible estime de soi, une peur d'etre puni, de la culpabilité, une incapacité à s'engager et gérer ses émotions, et des maladies physiques liées aux organes précités.

- 3ième chakra : le chakra du plexus solaire, *Manipura.*

La représentation du JE FAIS. Situé au niveau du plexus solaire, de l'abdomen, entre le bas de la cage thoracique et le nombril. Il signifie « ville des pierres précieuses ». Il s'ouvre devant et derrière.

Il est symbolisé par dix pétales entourant un triangle, l'élément feu, et un bélier : têtu et direct, sa nature ardente dirige le groupe, c'est un leader.

Ses couleurs dominantes sont le rouge et le jaune.

Sa vibration vient du bija « *ram* ».

Fonction : Ce chakra devient actif dès 18 mois à 4 ans où arrivent les premières notions développement du langage et de la notion de temps, et de besoin de liberté. C'est le centre de toutes les énergies. Sa fonction est de vous faire devenir fort, sain et capable de réaliser les choses qui vous tiennent à cœur. Il est le siège de notre confiance, de notre détermination mais aussi de nos peurs et colères.

Relié physiquement à l'estomac, le foie, la rate, le pancréas, vésicule biliaire, les glandes surrénales et le milieu du dos. Il est aussi lié à la partie inférieure des jambes et des bras. Il représente physiquement l'adrénaline,

Equilibré, il amène une sagesse amenant une saine estime de soi, des autres et du monde ainsi qu'une grande spontanéité.

Déséquilibré, il peut amener une dépendance émotionnelle et une soumission, un sentiment de honte, de blocage, une faiblesse, du surmenage, de la timidité ou un gout pour le drame (suivant qu'il est hypo actif ou hyper actif), tyrannie, agressivité, compétitivité, manipulation, snobisme. Physiquement chaque organe peut être touché, en cas d'énergie excessive dans les cellules des arthrites, cancer, boulimie, ulcère… peuvent apparaitre.

- 4ième chakra : le chakra du cœur, *Anahata.*

Il représente le J'AIME. Il est situé entre les seins et signifie « qui n'est pas affecté ». Il est ouvert devant et derrière le corps.

Représenté par douze pétales de lotus entourant un hexagramme qui incarne l'air.

Ce chakra est symbolisé par une antilope noire qui saute de joie montrant un caractère sensible, conscient et curieux.

Ses couleurs dominantes sont le rose et le vert et sa vibration vient du bija « *yam* ».

Fonction : Ce chakra devient actif de 4 à 7 ans : quand apparaissent les premières notions de relations avec l'extérieur et d'amour de soi. Sa fonction est donc l'Amour (celui que vous pouvez recevoir et celui que vous pouvez donner), les rapports humains, la compassion, il favorise la communion d'idées. Il est le siège de l'amour inconditionnel, la joie, du respect, du pardon et du lâcher prise.

Il est relié physiquement au cœur, à la circulation sanguine, à la vertèbre thoracique, au thymus (glande juste au-dessus du cœur entre les clavicules liée à la croissance et au système immunitaire), aux cervicales, aux bras et aux mains. Il siège dans cette zone deux centres nerveux importants : le plexus cardiaque et le plexus pulmonaire.

Equilibré, il amène la bonne volonté, la capacité d'empathie et d'amour inconditionnel, la dévotion, l'humilité, la compassion, l'ouverture d'esprit, le don désintéressé.

Déséquilibré il amène une peur de l'amour et de l'intimité, confusion sentimentale, égoïsme et soucis physiques liés aux organes précités.

- 5ième Chakra : le chakra de la gorge *Vishuddha.*

Il représente le JE PARLE. Situé sur la gorge, il s'étend sur les oreilles et à proximité des vertèbres cervicales. Il signifie « pur » et s'ouvre sur le devant et le derrière du corps.

Ce chakra est représenté par un cercle de seize pétales enfermant un croissant de lune. Symbolisant l'éther ou l'espace, là où les éléments se dissolvent dans leur essence raffinée : Akasha, le son cosmique pur.

L'animal lié à ce chakra est un éléphant dont la trompe représente le son. Il est l'image de la mémoire de tous les savoirs ancestraux.

Sa vibration est le bija « *ham* ».

Ses couleurs dominantes sont le bleu clair et le bleu vert.

Fonction : Il devient actif de 7 à 12 ans : quand apparaissent les premières notions d'auto expression et d'esprit de famille. Sa fonction est la communication avec les autres (parler et écouter), il favorise la claire audience et la créativité orale et écrite. Il est aussi lié à la créativité, la capacité à donner et recevoir de l'amour et au sens de responsabilité.

Physiquement, il régit la glande thyroïde et parathyroïde (contrôle le métabolisme et le niveau des sels minéraux), les oreilles, la gorge, la voix, le haut des poumons et des bras, le cou, la mâchoire inférieure, l'appareil digestif, l'œsophage et le métabolisme.

 Equilibré, il apporte la capacité à bien développer et utiliser sa créativité, une bonne image et estime de soi, une excellente façon de s'exprimer, sérénité et fiabilité.

Déséquilibré il amène rigidité, frustration, peur de s'exprimer et de s'assumer, mauvaise communication, disputes et maladies physiques liées aux organes précités.

- 6ième chakra : le chakra du front dit "troisième œil», chakra du commandement, *Ajna.*

Il représente le JE VOIS. Situé entre les sourcils environ à 2.5 cm au-dessus du nez, il signifie « qui commande » et s'ouvre devant et derrière la tête.

Ce chakra est représenté par deux pétales incarnant le Soleil et la Lune, Ida et Pingala (deux des nadis), le Masculin et le Féminin.

Sa vibration vient du mantra « om », un mantra est un son sanskrit qui sert de support de méditation. Il a deux bija « *ham* » et « *ksham* ».

Ses couleurs dominantes sont le bleu indigo et le bleu foncé.

Fonction : Il devient actif à l'adolescent lorsqu'apparaissent les premiers questionnements sur l'existence. Ses fonctions sont l'intuition, l'équilibre intérieur, il favorise la clairvoyance, la perspicacité, la volonté et l'imagination. Il régit le contrôle des pensées, la compréhension des visions intérieures, l'inspiration, la personnalité et la spiritualité.

Physiquement, il est relié au front et régit l'épiphyse (la glande pituitaire), le cerveau inférieur, l'hypothalamus, la colonne vertébrale, les oreilles, le nez, les yeux, le système nerveux, glande pinéale (organe sécrétoire qui contrôle les cycles d'activités du repos) et plexus carotidien.

Equilibré, il amène une disposition à la joie, l'ouverture d'esprit et une grande spiritualité.

Déséquilibré, il peut amener confusion, irrespect, rigidité, hallucinations, insomnies, attaques, tumeurs, déséquilibres hormonaux, migraines, dépression, sinusites, maladies liées aux organes précités.

- 7ième chakra : le chakra coronal, Chakra de la couronne, *Sahasrara.*

Il représente JE COMPRENDS et est situé au sommet du crâne. Il est ouvert vers le haut.

Ce chakra est représenté comme ayant mille et un pétales, en son centre on peut y voir un cercle jaune représentant le soleil reposant sur le bindu (le premier moment de la création de l'univers).

Sa vibration est le bija « *nng* », connu sous le nom « *visarga* » c'est le mantra qui met fin à tous les mantras bija précédents.

Ses couleurs dominantes sont l'Or, le blanc et le violet.

Fonction : Il devient actif à l'âge adulte quand l'individu interagit complètement avec son environnement et se pose des questionnements existentiels. Il est relié à l'accomplissement personnel, la sagesse et conscience accrue, l'intuition et la capacité d'amour inconditionnel. Ses fonctions sont liées aux fonctions cérébrales élevées, à la connaissance et la compréhension.

Physiquement, il est relié à la glande pinéale, au système nerveux, au corps énergétique, au cerveau supérieur et à l'hypophyse (contrôle le système endocrinien ainsi que le cortex cérébral).

Ce chakra n'est pas physiquement essentiel pour vivre de façon matérielle. Son non-développement amène un grand matérialisme. Et s'il est déséquilibré il peut amener des perturbations au niveau nerveux et cérébral (physique ou troubles psychotiques)

Les chakras sont utilisés dans plusieurs thérapies holistiques (qui s'intéressent à tous les corps et non pas seulement au physique) et dans les arts martiaux. Un déséquilibre des chakras peut entrainer un déséquilibre physique ou mental. Beaucoup de choses peuvent perturber le fonctionnement de nos chakras et donc de tout notre être, en particulier : les émotions négatives (que l'on peut dire vibratoirement lourdes), les évènements traumatisants, le stress, l'anxiété, les mauvaises habitudes, la rigidité mentale...etc. A cela s'ajoutent parfois des causes extérieures qui ne peuvent qu'empirer la situation : mauvaise hygiène de vie, environnement néfaste, etc... Un chakra sain est un chakra qui tourne. L'utilisation d'exercices de visualisation, de sons, de couleurs, de soins énergétiques, de chants et de méditation permettent de mieux activer, intégrer consciemment, équilibrer (on dit « harmoniser ») et purifier nos chakras. La litho-thérapie aussi est très utilisée pour travailler sur les chakras : un cristal ou une pierre possédant une vibration propre, va permettre au chakra concerné de se réguler et de se caler sur la bonne fréquence puis, lentement, se « rouvrir » pour véhiculer correctement l'énergie et offrir à notre corps cette nourriture essentielle. Bien souvent la couleur de la pierre est semblable à celle du chakra. Ces exercices sont une pratique spirituelle quotidienne importante dans certaines parties du monde, en particulier dans les régions Himalayennes de l'Inde, au Népal et au Tibet.

Toute anomalie dans le fonctionnement d'un chakra entraîne une sous-activation (n'absorbe pas assez d'énergie) ou une sur-activation (absorbe trop d'énergie) dans le chakra qui suit, et de légers dérèglements dans les autres par effet papillon (encore !). Pareillement pour les glandes endocrines: tout déséquilibre de l'une entraîne le dérèglement d'une ou de plusieurs autres, étant donné que chacune secrète une ou plusieurs hormones, lesquelles conditionnent le fonctionnement des organes situés à proximité. Comme dit précédemment, les hormones sécrétées par les glandes étant véhiculées par le sang et permettant de réguler l'action des organes et des cellules, tout le corps peut être touché. Les hormones réagissent au stress, aident le corps à combattre les infections et sont essentielles au mécanisme de reproduction. Donc tous nos corps, concrets et abstraits, sont liés dans le travail du bien-être et de la santé : ceci explique bien l'importance du côté holistique des soins.

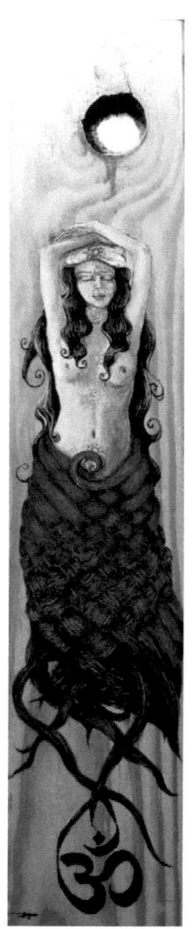

Illustration : CokecinL

Soins énergétiques

L'énergie circule en tout être vivant : elle est la vie. Quand elle circule de façon fluide, tout va bien. Mais quand apparait un blocage lié à un choc physique ou émotionnel, l'énergie ne circule plus, elle manque ou encore s'emmagasine. De là peuvent naitre des maladies physique ou psychique.

Les sentiments qui nous traversent sont également le reflet de certaines énergies. Quand nous sommes heureux, amoureux, joyeux…etc., nous nous sentons pleins de vitalité, prêts à « manger du lion », en pleine santé. Il est d'ailleurs scientifiquement établi aujourd'hui que la force morale et la volonté du patient jouent un rôle important dans la lutte contre la maladie. Et au contraire, quand nous sommes tristes, en colère…etc., nous nous sentons flagada, des contractures arrivent, la « boule au ventre » nait, des douleurs physiques apparaissent. Et c'est de cette façon que certaines défaillances organiques peuvent naitre, liés à des fluctuations émotionnelles. C'est ce que la médecine moderne appelle la somatisation. Chaque maux à un but: prévenir que quelque chose ne fonctionne pas "normalement" dans notre corps ou notre psychique.

Les soins énergétiques consistent à agir sur l'aura et le corps d'un être (humain, animal, et même végétal, minéral...etc.) en lui facilitant l'apport énergétique dont il a besoin ou en reprogrammant l'énergie négative en énergie positive. En réinstaurant la fluidité positive. C'est un peu comme mettre de l'essence (et la bonne essence) dans une voiture pour qu'elle avance… L'équilibre constant entre les chakras est la preuve de la fluidité de l'écoulement d'énergie. Cet équilibre favorise ainsi le bien-être, d'où l'importance de travailler sur les éventuelles charges logées dans nos corps - physique et subtil. Le soin permet alors de soulager les maux, détendre et active le processus naturel d'auto-bien-être du corps.

Le processus de bien-être est, en effet, le processus naturel du corps : notre état d'être naturel et originel n'est pas la maladie ou le mal-être. Nous ne sommes pas sur cette terre pour être stressés, malades ou dépressifs. Notre nature profonde est le bien-être et la santé. Originellement, notre corps est « parfait » de la même façon que la Nature l'est. Le soin énergétique permet un retour aux sources. Ce qui amène un état d'extase... Etat que les enfants vivent plus souvent que les adultes (personnellement, ceci me fait penser au nouveau-né repus sur le sein de sa mère) ... Etat que les adultes entrevoient de temps en temps quand ils lâchent prise et acceptent la beauté de l'instant présent.

Les soins énergétiques sont des soins holistiques. Il s'agit d'une pratique non-conventionnelle travaillant non pas sur la maladie mais sur l'être dans sa globalité. Elle prend en compte la nature triple de l'humain corps-esprit-émotions et leurs interactions. L'individu n'est plus un malade mais une personne de corps ET d'esprit. Ces soins ne remplacent absolument pas la médecine traditionnelle mais sont très efficaces en pratique parallèle car ils ne soignent pas les symptômes de la maladie mais travaillent sur les causes même de ces symptômes. Ils peuvent aussi servir de simple moment de relaxation et de bien-être. D'un point de vue holistique, le corps possède sa propre sagesse et envoie des messages et signaux sous forme de symptômes, chaque maladie à un sens cachée. Si seul le symptôme est traité, la maladie reviendra. Dans certains pays, les individus payent le guérisseur avant d'être malades pour se tenir en santé. Quand ils tombent malades, le guérisseur les soigne gratuitement : il a échoué et répare.

Chaque individu est unique, à des forces et des faiblesses qui lui sont propres, a une fréquence vibratoire personnelle, ces soins permettent de s'adapter aux besoins de chacun. Ils existent plusieurs sortes de soins énergétiques, basés sur différentes « fréquences » d'une même énergie (la seule et unique énergie vitale). Le Reiki fait partie de ces soins.

Rien de tout ceci n'est de la magie (quoique… l'âme agit…), ceci est justement purement naturel. Avant que nos vies soient si « bousculées », avant que courir après le travail, l'argent, les choses matérielles et autres soit artificiellement devenu une priorité, l'homme était beaucoup plus proche de la nature, de SA nature, il savait s'écouter. Avant, l'homme puisait l'énergie vitale et la faisait circuler naturellement. Il nous reste encore quelques réflexes d'ailleurs : notre première réaction quand nous nous blessons est de mettre la main sur notre douleur… la première réaction d'une mère face à son enfant qui a chuté est de mettre sa main sur sa douleur, en cas de choc émotionnel, nous portons notre main au cœur…etc.

Se servir de l'énergie pour soigner ou soulager se fait depuis toujours et partout dans le monde. Mais avec l'évolution de la science et de la médecine qui a choisi de se séparer du spirituel, cette approche de soins est presque tombée dans l'oubli. Surtout en France où les lobbies pharmaceutiques et médicaux ont le pouvoir, où les gens sont méfiants face à ce qu'ils ne connaissent pas et crédules face aux instances officiels. C'est d'ailleurs à cause de ceci que le Reiki est souvent comparé à une secte, ceux qui ne s'y intéressent pas ne regardent pas plus loin que le bout de leur nez : ils ne cherchent pas à comprendre = ils ne comprennent pas = ils ont peur = ils rejettent. Heureusement certaines pratiques similaires telles que l'acupuncture commencent à se faire une place reconnue ce qui ouvre la porte aux autres soins énergétiques.

Parallèlement, il est important de souligner qu'effectivement, certaines personnes se servent de tout ceci pour faire de l'argent et profiter de la faiblesse des autres... comme pour toutes activités non-règlementée, les dérives sectaires se multiplient... Attention donc aux personnes demandant une fortune, ne respectant pas le corps et l'esprit et exigeant l'arrêt des médicaments !

"Il est folie de vouloir guérir le corps sans vouloir guérir l'esprit" Platon

La version scientifique :

Donc, les êtres vivants produisent tous un champ magnétique. Il est clairement établi que tous les corps sont traversés de courants électriques (alors de temps en temps, nous ressentons des coups d'électricité statique par exemple). Ces courants électriques passent par notre système nerveux qui est lui-même relié à chacun de nos tissus et organes, notre cerveau se sert de ce courant pour envoyer des signaux afin que notre corps se régule et fonctionne. L'électricité est présente aussi dans notre cœur (exemple encore plus concret : pour redémarrer un cœuril faut lui envoyer de gros coups d'électricité !) ce qui lui permet d'envoyer notre sang (constitué d'une solution saline conductrice) partout en nous.

La solution saline de notre sang ainsi que les cristaux liquides vivants dans certaines de nos cellules produisent aussi de l'électricité (en se polarisant électriquement quand ils sont sous pression par effet piézoélectrique). Ces courants vibrent avec des fréquences propres selon la zone où ils se trouvent. Les fréquences peuvent se trouver changée ce que nous pouvons ressentir (d'où l'effet que peuvent nous faire certaines musiques, quand les tambours vibrent par la pression des coups, nous faisant résonner à notre tour au plus profond (nous sommes faits d'eau et l'eau réagit aux résonnances)).

Nos nerfs sont constitués d'enveloppes de faisceaux de fibres extrêmement conducteurs (Périneurium). Le système nerveux central est logé dans la boîte crânienne et le canal vertébral. Chacun de nos neurones dans notre cerveau, est composé d'un corps cellulaire comportant un noyau, d'où partent les prolongements dendritiques et d'un axone se terminant dans certains cas par une synapse. Les synapses sont les zones de contacts entre deux neurones, là où les informations passent, se transmettent sous forme de courant électrique (ou chimique). Ce sont donc les ondes cérébrales qui sont impliquées dans le processus d'auto-guérison : quand une partie du corps est blessée le système périneural envoie un courant électrique pour alerter le corps, le corps met en place alors son système de guérison en envoyant des globules blancs, des cellules de peau, des fibroblastes par exemple. Quand un courant électrique parcoure un conducteur, un champ électrique entoure ce conducteur. Nous ne faisons pas exception à la règle, notre champ s'appelle le champ biomagnétique. Donc nous irradions ! C'est aussi ce que nous appelons l'aura. Et notre champ biomagnétique est réceptif aux champs magnétiques extérieurs ! Ce champ est en nous et irradie à l'extérieur de nous. Par la même, chacun de nos organes à son champ propre avec sa vibration propre et leurs champs interagissent. Ainsi, si un organe est malade, sa vibration, son champ biomagnétique changera ce qui peut entrainer un changement dans le champ de l'organe voisin et ainsi de suite (normalement un champ sain est plus fort qu'un champ malade, la plupart du temps les cellules environnantes saines arrivent à stabiliser le champ de la cellule malade mais il arrive que les cellules malades soient trop nombreuses).

Par induction, les champs agissent entre eux, donc même entre deux personnes, provoquant alors un changement de force et de fréquence électrique dans les conducteurs, dans le corps. C'est ce qui explique pourquoi nous pouvons sentir quand quelqu'un arrive près de nous. Cela explique aussi le charisme, la « personnalité magnétique », pourquoi nous ressentons du bien-être ou du mal-être en présence de certaines personnes.

Les mains ont donc aussi leur champ biomagnétique, et celles des guérisseurs ont un champ plus important. Le champ biomagnétique du guérisseur étant sain et plus fort que le champ de l'organe malade, par apposition des mains le guérisseur peut alors induire les bonnes fréquences mettant alors l'organe malade en résonnance afin qu'il s'adapte aux fréquences d'un organe en bonne santé. Ainsi, le guérisseur peut aussi trouver l'organe nécessitant un soin en « scannant » (technique japonaise du Byosen) le corps du malade avec ses mains : il sera alors capable de ressentir les différents champs dans ses mains.

Ce potentiel de guérison, nous l'avons tous, l'initiation au Reiki permet de nous le révéler et d'apprendre à l'expérimenter.

Pour la guérison à distance, c'est un peu différent. Il est difficile d'expliquer comment ceci fonctionne, mais l'expérience de ceux qui la pratique montre bien que ça fonctionne ! Une théorie cependant pourrait expliquer ce « miracle » : Les ondes scalaires seraient à la base de cette guérison. Quand deux champs vibrent à la même fréquence et sont déphasé, ils s'annulent réciproquement. De là, il ne reste plus que le vide. Mais le vide n'est pas « nul », il reste une forme d'interférence qui ne vibre plus pareillement et se déplace en ligne droite : une onde scalaire. Cette onde ne peut être arrêtée par la matière et le temps. Le temps étant énergie compressée, elles peuvent altérer la courbure de l'espace/temps. Cette onde est une pression qui ne se voit pas : imaginons deux personnes l'une en face de l'autre, mains contre mains poussant chacun avec la même force l'autre : ils sont immobiles mais il existe une pression énergétiques invisible entre les deux mains.

Les ondes scalaires sont partout n'importe quand, absorbées par la matière qui en réémet à son tour, elles sont donc échangées à chaque instant par toutes particules de matière, c'est une énergie qui circule, qui peut avoir un effet sur le cœur même de la matière, maintenant en place ou non la cohésion du noyau des atomes !

Malheureusement, elles peuvent être utilisées à mauvaise escient, des recherches d'armes militaires par ondes scalaires seraient en cours.

De toutes façons, chaque infime particule de notre corps reste relié à toutes les forces connues et inconnues de la Nature, l'Homme ne connait pas encore tous les mystères de l'Univers.

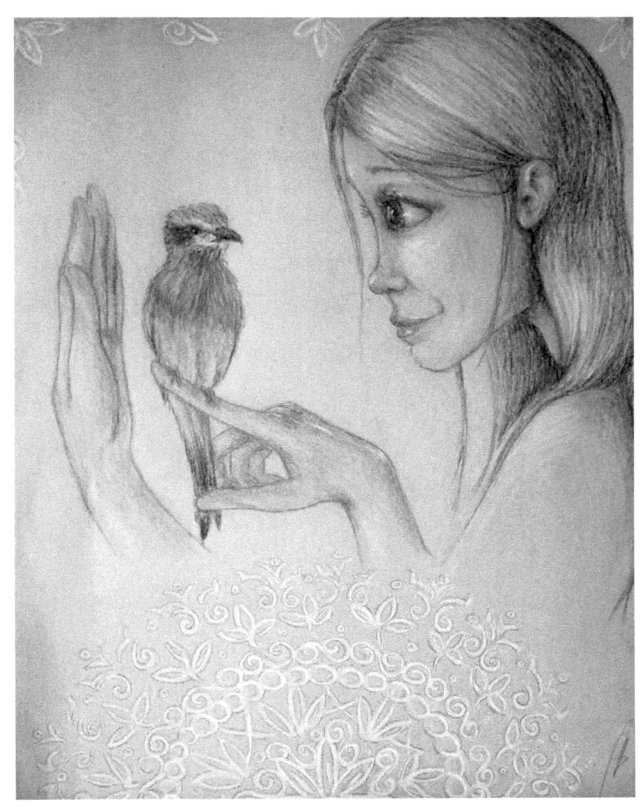

Illustration : CokecinL

La litho-thérapie : Qu'est-ce que c'est ?

La litho-thérapie est un excellent complément au Reiki.

Depuis toujours et partout dans le monde, les pierres sont respectées et utilisées. Elles peuvent servir pour leur beauté tout simplement, en objets décoratifs ou dans des bijoux mais aussi pour leur capacité de protection pour éloigner le mal de ceux qui les portent en amulettes ou encore pour leur capacité "magiques" dans les talismans...

En effet, les pierres ont toujours été porteuses de plusieurs croyances: protection, renfort, guérison, outils pour interpréter le monde spirituel (par radiesthésie avec un pendule par exemple), outils pour canaliser les énergies... etc.

Les minéraux sont hyper-structurés. A leur création, ils disposent d'une quantité suffisante d'atomes, ainsi que des conditions parfaites, pour, qu'en se formant, les atomes se disposent avec le meilleur équilibre possible bénéficiant, à ce moment précis, du mouvement et de l'énergie maximale pour se consolider au mieux. Ils sont le résultat d'une multitude d'activités simultanée précises. Une fois la première création réussie, les autres atomes reproduisent la même technique créant un réseau cristallin propre à chaque différent minéral. Les cristaux constituent alors la matière la plus stable et la plus organisée de l'Univers. C'est pour cette raison d'ailleurs que nous les utilisons dans la plupart des outils modernes.

De toutes matières émanent des vibrations et énergies, les pierres ne font donc pas exception à la règle. Les minéraux sont de magnifiques outils de régulation des dysfonctionnements énergétiques, vibratoires et physiologiques pour le corps humain (lui-même étant composé d'eau et de minéraux). Chaque pierre constitue une "fréquence type" reconnue par notre corps à son contact. Notre corps se met alors en résonnance, en biorythme ce qui permet alors un travail physique et psychique.

Alors quand vous vous sentez attiré par une pierre, c'est bien souvent une demande inconsciente du corps et de ses besoins vibratoires. Sa forme est une émission vibratoire et sa couleur aussi...en général la couleur de la pierre est associée aux couleurs de nos chakras. Quand vous prenez votre pierre dans vos mains, il se passe un échange d'oligo-éléments par capillarité cutanée avec la transpiration présente dans votre paume. La composition chimique de chaque pierre donne des idées quant à son action.

Attention, la litho-thérapie ne se substitue en aucun cas à la médecine.

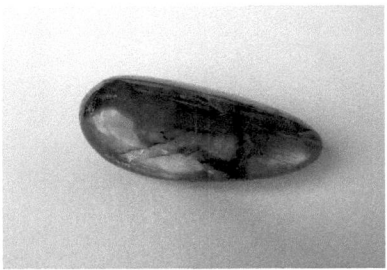

Illustration : CokecinL

Présentation du Reiki

L'idéogramme du Reiki :

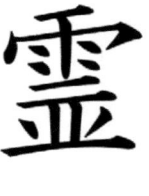

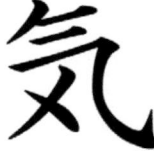

Dans cet idéogramme nous pouvons trouver plusieurs choses :

- Le symbole du Ki. Au Japon, le « ki » est présent dans énormément de mot composés. Pour les japonais, il est représentatif de beaucoup de concept.

- Ce symbole est renforcé par le symbole du riz : aliment majeur de la culture japonaise, amenant donc le Ki, la force vitale.

- Nous pouvons aussi retrouver le caractère signifiant « nuage » : l'eau qui s'évapore et monte vers les cieux comme une prière. Cette eau se transformera alors en pluie afin de retomber sur la terre et la nourrir.

- Pour que le « Ki » s'accumule en nous, il faut qu'il soit relié au « Rei ». « Rei » signifie : « esprit qui n'est pas définit qualitativement », « spirituel », « le sens secret » et « la force cachée »... Ce terme vient de la chine antique (les signes japonais viennent d'idéogrammes chinois) par les bouddhistes tantriques et les taoïstes. Le Rei est la méthode pour atteindre la plénitude, la perfection et par la suite, l'illumination. Pour les chamanistes, le Rei signifie « incantation de la pluie ».

Le Reiki est une méthode de soin énergétique holistique d'origine japonaise. Le terme exact étant Reiki Ryoho (Ryoho = méthode de soins). Le Reiki est donc une technique classée dans les médecines non conventionnelle comme le Yoga, la Réflexologie ou l'Acupuncture. Bien sûr elle ne se substitue pas à la médecine traditionnelle. Elle ne réclame aucune croyance particulière et n'est donc reliée à aucun mouvement religieux ou sectaire. Le Reiki stimule notre capacité d'auto-guérison, et pour certains est une excellente source d'évolution personnelle : la pratique du Reiki permet effectivement d'aller vers un chemin de grande paix intérieure. Sa pratique peut se faire n'importe où et est d'une grande simplicité.

Quelles que soient ses croyances, sa classe sociale ou son âge, toute personne peut se former au Reiki. Il semble effectivement que le Reiki soit réservé aux bouddhistes mais ce n'est pas le cas. Nous pouvons effectivement retrouver beaucoup de similitudes dans cette philosophie, le Reiki a été découvert dans cette région donc, bien sûr, il en est teinté. Mais il n'y a absolument pas besoin d'être bouddhiste pour pratiquer le Reiki. L'idée est que chaque religion a ses croyances et ses étiquettes mais, de n'importe quel nom qu'on lui donne, il n'y a qu'une seule force créatrice. Si vous êtes athée, vous pouvez pratiquer le Reiki, agnostique aussi, et si vous êtes croyant aussi, le Reiki ne vous enlèvera pas vos traditions et pratiques.

Cette technique nous connecte avec l'énergie vitale et vibratoire présente dans l'univers. Un individu affaibli qui ressent une perte de vitalité (comme une batterie qui s'est déchargée) va chercher avec plus ou moins de réussite, à puiser l'énergie qui lui est nécessaire partout autour de lui. Le praticien formé au Reiki, simple canal pour cette énergie vitale va pouvoir l'aider à retrouver l'harmonie intérieure et extérieure par simple apposition des mains ou à distance. Le Reiki peut être donné à n'importe quel organisme vivant, humain, animal, végétal, minéral…

Les soins Reiki ne se limitent pas à un soin corporel. En effet, l'énergie Reiki travaille aussi sur la qualité de la vie et la connexion corps/esprit. Ainsi, Mikao Usui (Mikao Usui a découvert le Reiki, voir le chapitre sur l'histoire du Reiki) enseigna que la pratique du Reiki devaient (sans être pour autant rigide) s'accompagner de principes de vie sains, appelés Gokai : les 5 idéaux Reiki. Ils représentent une guidance éthique permettant de se rapprocher au mieux de la pureté de l'énergie. Ces Gokai lui furent légué par l'Empereur Meiji (122e empereur du Japon, né en 1852 et mort en 1912,). Ce fut un empereur connu pour avoir éclairé le Japon et l'avoir fait sortir de son isolationnisme. Durant cette période, beaucoup de choses ont été remis en cause, certains groupes religieux et groupes de guérisons ont été persécutés et interdits, et, en joignant la cause de l'empereur, Mikao Usui put lui faire connaitre le Reiki afin que dans l'ignorance, il ne s'en prenne pas à sa technique. Durant la guerre, le Reiki était aussi en danger, il pouvait être lié aux mouvements pour la paix interdits. A cette époque, seules les personnes haut placées étaient en lien avec le Reiki.

Dans ses stages, Mikao Usui enseignait aussi les Waka de l'empereur, une forme spéciale de poésie sur la sagesse spirituelle.

Exemple de Waka :

- *L'Eau.*

- *L'eau est assez malléable*

- *Pour s'adapter à des récipients*

- *Différents*

- *Mais elle a en plus*

- *Le pouvoir de percer la roche.*

Gokkai :

- "Juste aujourd'hui (今日だけは, Kyō dake wa) :

- Ne te mets pas en colère (怒るな, Okuru, ou Ikaru, na)

- Ne te fais pas de souci (心配すな, Shinpai suna)

- Sois rempli de gratitude (感謝して, Kansha shite)

- Accomplis ton devoir avec diligence (行を励め, Gyō o hageme)

- Sois bienveillant avec tous (人に親切に, Hito ni shinsetsu ni)".

Certaines écoles, avec une méthode moderne, ont voulu supprimer les négations et ont réécrit les idéaux :

Juste pour aujourd'hui,

- Je me libère de toute préoccupation,

- je me libère de toute colère,

- je rends grâce pour toutes mes bénédictions,

- j'honore mes parents, mes professeurs et mes aïeux,

- je vis ma vie honnêtement.

Intéressons-nous de plus près à ces idéaux :

Le « Juste pour aujourd'hui » est véritablement répété à chaque phrase, l'accent est mis sur le moment présent, car la vie se déroule « ici et maintenant ». Le passé est terminé, le futur n'existe pas encore, si vous souhaitez vivre pleinement votre vie, l'améliorer, concentrez-vous sur le moment présent. Surtout pendant un soin Reiki, le donneur doit être complètement présent et se donner à 100% au Reiki et le receveur se laisser aller, lâcher prise dans le moment.

La colère : C'est une énergie très puissante et agressive qui vient du chakra racine. Il faut la vivre entièrement et essayer de comprendre d'où elle vient, sa cause véritable, pour l'apaiser et la transformer en énergie constructive. En général, la colère apparait quand quelque chose ou quelqu'un fait résonner en nous nos propres peurs (Il existe deux pensées-racines bases de toutes émotions, tous sentiments et toutes pensées : la peur ou l'amour). Peurs sur lesquelles il faut travailler pour retrouver le calme. Si la colère arrive pendant un soin Reiki, pour le donneur, c'est très certainement un sentiment qui ne lui appartient pas mais qui appartient au receveur, pour le receveur, c'est qu'il faut travailler dessus, que le Reiki fait resurgir un souci à régler.

Les soucis : tout comme la colère, l'homme se fait du souci quand il sent une situation lui échapper et qu'il a peur. L'inconscient se sent en danger par rapport aux besoins primaires de l'homme et envoi l'inquiétude. Un proverbe moderne dit « S'inquiéter, c'est fantasmer dans la mauvaise direction. » Une fois de plus, pour calmer ce sentiment avant qu'il ne nous avale tout entier, il faut réussir à comprendre la racine de la peur, mettre en lumière la zone d'ombre pour rassurer l'enfant effrayé en nous : pas de monstres cachés sous le lit ! La peur règne en maitre sur la vie de certaines personnes qui la laisse faire... alors qu'elle n'est normalement qu'un garde-fou, un portier. Pendant un soin, les raisons sont les mêmes que pour la colère.

La gratitude : c'est être reconnaissant de ce que la vie nous donne, des petites choses aux grandes. Remercier, c'est reconnaitre tout ce que la vie nous donne, nous relier à elle, voir et prendre conscience de plus en plus comme tous ses dons sont partout et beaux. Etre dans la gratitude donne la sensation que la vie est une fête et que nous ne sommes pas seuls, nous ne devons pas combattre mais profiter, nous sommes dans l'abondance. Par rapport au Reiki, la gratitude arrive naturellement et de plus en plus intensément grâce aux bienfaits de celui-ci.

<u>Travailler avec soin</u> : trouver un travail qui vous plait au quotidien et le faire avec soin ne doit pas être un fardeau. Si votre profession n'est pas épanouissante mais que vous pensez être obligés de le faire, n'hésitez pas à vous accorder des moments de réelle détente afin de faire au mieux votre travail. La détente n'est pas bien acceptée dans notre société (peu de gens osent s'offrir de réels moments de détente comme un soin Reiki ou un massage, pour beaucoup le lâcher-prise est signe de faiblesse et ils ne veulent pas descendre leur garde comme si leur vie était en jeu), à tort : à passer notre vie à travailler sans s'épanouir et ne pas réussir à se reposer, nous finissons malades car trop éloignées de nous-même. Bien travailler et gagner sa vie honnêtement amène satisfaction, estime et amour de soi. Il faut trouver le courage d'analyser notre vie et mettre le doigt sur ce qui ne va pas. Il ne faut pas avoir peur d'apprendre à se connaitre, d'être seul avec soi-même, sans s'abrutir le cerveau pour ne pas penser. Autrement, il s'agit aussi du travail sur soi-même : travailler sur soi-même n'est pas une corvée ni quelque chose imposée et les grands maitres spirituels travaillent d'arrachepied tous les jours sans interruption sans pour autant avoir l'impression de fatiguer de ce travail. Pour qu'une séance de Reiki soit à son apogée, il faut que le donneur ait sérieusement travaillé sur sa pratique du Reiki et sur lui-même. De son côté, le receveur doit prendre au sérieux la décision qu'il a prise de recevoir l'énergie, il doit respecter le soin et les conseils du donneur, il ne doit pas culpabiliser de prendre du temps pour soi et savoir lâcher prise.

<u>Honorer</u> et <u>être bienveillant</u> : Donner de l'amour à tous, c'est être sincère avec nos proches, nous sommes tous liés, nous vivons tous dans le même monde et devons tous vivre ensemble. Savoir dire les choses honnêtement, agir avec le cœur, comprendre les autres, respecter et essayer de comprendre les choix de tout à chacun...etc. Nous sommes tous maitres et élèves à la fois, respectons ceux qui jouent un rôle dans nos vies et chaque situation peut nous apprendre quelque chose. Le Reiki venant du cœur, le donneur doit entourer d'amour le receveur, le mettre en

confiance et sécurité afin qu'il se laisse aller dans le « ici et maintenant » et ose aborder ouvertement ses problèmes sans honte.

En résumé, il nous faut assumer la responsabilité de nos vies et de ce que nous en faisons.

Mme Koyama rapporta que le Dr Usui lui avait enseigné, en plus des principes du Reiki, trois piliers: gassho, Reiji-Ho et Chiryo. Ces techniques (que je développerai plus tard dans le livre au chapitre correspondant) sont très importantes pour le développement de la pratique Reiki.

De plus, Kimiko Koyama présente cinq fondements du Reiki Ryoho tel qu'ils ont été enseignés:

1. Tai - Ken - corps et santé: le corps est un temple, notre temple, il faut le vénérer et le respecter.

2. En - Bi - amour et beauté: voyez la beauté partout pour vivre une vie faite d'amour.

3. Kokoro - Makoto - esprit-coeur et sincérité-authenticité: Unissez cœur et esprit pour avoir une vie authentique.

4. Sai - Chikara - talent et pouvoir: Si vous suivez vos talents, vous réussirez.

5. Tsutome et Do - devoir et travail: Travaillez pour donner le meilleur de vous-même.

Reconnu par de nombreuses assurances maladie et mutuelles dans plusieurs pays, le Reiki est également pratiqué dans de nombreux hôpitaux. La France commence à accepter aussi ces soins, il existe une fiche Rome à pôle emploi où le Reiki est présenté (K1103).

L'histoire du REIKI

<u>Dr Mikao Usui</u>

Le Docteur Mikao Usui, né au Japon le 15 aout 1865 à Taniai, a découvert le Reiki. Il y a très peu d'informations sur sa famille. Il est possible qu'elle fût assez aisée au vu des voyages et études que Mikao Usui a pu effectuer mais ce n'est pas prouvé. Mikao Usui fut rapidement en lien avec le Ki, l'énergie de vie. En effet, dès très jeune il étudia le Kiko (version japonaise du Qi Gong) à Tendai sur le mont sacré Kurama, dans un temple bouddhiste. Cette discipline repose sur l'usage du Ki, elle comprend des méthodes pour améliorer sa santé (entre autre par imposition des mains), des exercices respiratoires, des mouvements lents et de la méditation. Grace aux exercices du Kiko, il est possible de se constituer une réserve d'énergie afin de l'utiliser pour la guérison (déjà bien souvent par les mains). Utiliser sa réserve d'énergie personnelle comporte des risques (comme pour le magnétisme), Mikao Usui a alors commencé à se demander comment trouver une solution à ce problème.

Curieux et adorant apprendre, Mikao Usui commença à étudier de nombreuses disciplines comme la médecine, la religion, le développement spirituel, la psychologie… etc., Mikao Usui voyagea beaucoup à travers le Japon, la Chine et l'Europe. Il atterri alors dans le groupe métaphysique « Rei Jyutu Ka » où il apprit beaucoup sur la spiritualité et développa ses capacités.

Dans la foulée, Mikao Usui se lança dans les affaires. Il commença par être le secrétaire de Shinpei Goto : responsable du département santé et affaires sociales (et par la suite maire de Tokyo). M. Usui put alors rencontrer plusieurs personnes influentes et devenir à son tour un éminent homme d'affaire. Le succès lui sourit jusqu'en 1914 où son business s'effondra. Il prit alors une décision radicale et passa des affaires aux prières : il devint moine bouddhiste !

Il eut alors envie de retourner sur le mont Kurama où il pratiquait le Kiko et y commença une retraite : vingt et un jours à méditer, prier, chanter et jeûner. L'une des méditations qu'il pratiquait est encore utilisée aujourd'hui : elle consiste à se tenir sous une petite chute d'eau : l'eau se déversant sur la tête purifie et ouvre le 7ième chakra.

Vers la fin de sa retraite, en mars 1922, il reçut un « satori » : l'illumination ! Un flot de lumière pénétra sa tête (au milieu du front au niveau du troisième œil) et il reçut l'initiation à l'énergie Reiki. Mikao Usui reconnut tout de suite la puissance de cette énergie et su qu'il s'agissait de la méthode qu'il recherchait quelques années auparavant : celle qui pouvait guérir les autres sans puiser dans sa propre énergie ! L'histoire dit qu'en descendant du mont, il se blessa le pied entrainant douleur et saignements de l'orteil, c'est alors en plaçant ses mains sur sa douleur qu'il se donna son premier soin ! Il commença alors à travailler ce nouveau don sur lui-même, puis sur sa famille. Constatant avec joie les résultats positifs de cette pratique, il créa un centre de guérison « Usui Reiki Ryoho Gakkai » à Tokyo en avril 1922 et ouvrit un autre cabinet à Harajuku, Aoyam, près du sanctuaire Meiji, au centre de Tokyo,pour y enseigner la méthode et donner des traitements Reiki.

Afin d'enseigner le Reiki, il organisa des stages en 6 niveaux ou « degrés ». Le sixième était le degré donné en premier et le numéro un était le degré le plus élevé. Les degrés 6/5/4/3 étaient appelés « *Shoden* » (niveau de départ) et divisés comme ceci : 6/ *Roku-to*, 5 / *Go-to*, 4 / *Yon-to*, 3 / *San-to*. Mme Takata (élève et future maitre) les a combinés dans un seul degré appelé Reiki I où elle donnait quatre initiations en un stage, technique dont l'occident se sert maintenant. Le degré 5 était nommé « *Okuden* » (Enseignement Supérieur), il se divisait en deux : *Okuden Zenki* et *Okuden Koki* . Il correspond au Reiki II de Mme Takata et de l'occident. Le sixième niveau, la maitrise, était appelé *Shinpiden* (Enseignement Mystérieux), en occident le Reiki III est divisé en deux : maitre praticien (*Shihan-Kaku*) et maitre enseignant (*Shihan*). Le terme de « Maitre » était réservé exclusivement aux personnes ayant reçu l'illumination (ce qui n'est pas obligatoire pour pratiquer le Reiki), c'est Mme Takata qui l'a inclut dans le système.

En 1923, un énorme tremblement de terre secoua le Japon. Beaucoup se tournèrent vers le Reiki, le docteur Usui et ses étudiants travaillèrent jours et nuits. Deux ans plus tard, il ouvrit un centre plus grand, forma une dizaine d'enseignant et des milliers d'étudiants. Le Reiki commença à se faire connaitre partout dans le Japon, tellement que le gouverneur décerna à Mikao Usui une récompense pour service méritant « *Kun San To* ».

Le docteur Usui décéda d'une attaque cérébrale le 9 mars 1926 alors qu'il était en train de donner un cours de Reiki. Il repose maintenant au temple de Saihoji à Tokyo. Près de sa tombe, on peut y trouver une stèle funéraire gravée de son histoire. M. J. Ushida prit la suite de la présidence du centre Usui Reiki Ryoho Gakkai jusqu'à sa mort en 1935. Voici une liste des présidents successifs du Reiki Ryoho Gakkai :

Dr Mikao Usui 1922 – 1926

- M. Juzaburo Ushida   1926 – 1935

- Kan'ichi Taketomi 1935 – 1960

- M. Yoshiharu Watanabe? - 1960

- M. Hoichi Wanami ? - 1975

- Mme Kimiko Koyama 1975 – 1999

M. Masayoshi Kondo 1999 - à aujourd'hui

Le Dr Chujiro Hayashi fut formé aux six niveaux de Reiki par le Dr Usui mais quitta l'organisation Gakkai à la mort de Mikao Usui afin de créer sa propre méthode Reiki. Celle-ci comporte quelques différences avec le Reiki Usui.

Mikao Usui voulait que le Reiki transcende les frontières, qu'il soit connu partout et par tous, que chacun puisse avoir à disposition cette magnifique expérience sans contrôle ni limite afin d'arriver à un monde meilleur. Hawayo Takata a pu concrétiser cette volonté en amenant le Reiki en occident.

Hawayo Takata

Hawayo Takata est née à Hawaii le 24 décembre 1900. Elle n'eut pas une vie facile : veuve peu après la naissance de ses deux enfants, il fallait qu'elle travaille dur (dans les champs de canne à sucre) pour faire vivre sa famille. Elle fit une dépression nerveuse et commença à souffrir de douleurs aux poumons et à l'estomac. Au décès de sa sœur, elle alla visiter ses parents au Japon et en profita pour rechercher un moyen de soulager ses maux. C'est ainsi qu'elle découvrit le Reiki : au bout de quelques mois à raison d'un traitement par jour, elle était guérie ! Elle décida alors d'apprendre cette fabuleuse méthode afin de rester en santé une fois rentrée chez elle à Hawaii. Le Dr Hayashi la forma alors au Reiki et prit la décision d'accompagner Mme Takata à Hawaii. Ensemble ils donnèrent des conférences un peu partout sur l'île, donnèrent des soins et enseignèrent le Reiki à ceux qui le souhaitaient.

Hawayo Takata devint une guérisseuse connue et reconnue. Sa façon d'enseigner et de pratiquer le Reiki était assez différente de celle de Mikao Usui. Elle a été formée par le Dr Hayashi qui, lui-même, avait quitté le groupe Usui Reiki Ryoho Gakkai pour créer son propre style de Reiki. De plus, elle avait changé quelques règles et proclamait tout de même que son système était le système traditionnel du Dr Usui. Elle forma plusieurs maitres partout dans le monde, ceux-ci avaient tous prêté serment qu'ils pratiqueraient et enseigneraient le Reiki exactement tel qu'ils l'avaient reçu.

Contrairement au Dr Usui, Mme Takata pratiquait des prix très élevés (10 000$ le stage de deux jours). Elle pensait que cette somme forçait au respect du Reiki.

En plus de changer plusieurs pratiques dans le Reiki Usui traditionnel, il a été prouvé que certaines affirmations de Mme Takata se révélèrent erronées. Mais toutes choses à une cause et l'histoire nous a appris qu'à ce moment-là, la guerre éclatait, et le Japon attaquait Pearl Harbor à Hawaii. Il lui a fallu occidentaliser le Reiki afin qu'il soit mieux accepter et qu'elle ne soit pas internée.

Mme Takata mourut le 11 décembre 1980. Ainsi deux favoris se disputèrent le statut de « Maître Suprême » : Phyllis Lei Furumoto (petite fille de Takata) et Barbara Weber Ray. Les 22 maîtres choisirent Phyllis comme successeur légitime. Elle monta alors l'organisation Reiki Alliance destinée à perpétuer et soutenir le Reiki Usui et changea une norme : tous les maitres Reiki pourront apprendre le Reiki à de nouveaux initiés et plus seul le maitre suprême. Mme Weber Ray créa de son côté sa propre méthode « la technique irradiante » appelée par la suite « Reiki authentique ». Après ceci, Iris Ishikura, une des vingt-deux maitres initiés par Mme Takata, viola son serment et décida de pratiquer des prix moins élevés, il arrivait même qu'elle enseigne gratuitement. Le Reiki se développa alors encore plus rapidement vers la fin des années 80.

Comme Mme Takata, certains maitres prirent la liberté de changer quelques règles dans leur pratique suivant leur « guidance intérieure ». Même s'ils n'ont pas le droit de dire que leur Reiki est « traditionnel », il n'en est pas moins efficace. Plusieurs « sortes » de Reiki ont alors vu le jour : le Reiki arc-en-ciel, le Reiki Tibétain, le Reiki Karuna… etc.

Malheureusement (et contrairement à l'esprit du Reiki), certains maitres, au lieu de combiner les techniques et travailler ensemble pour le mieux, se font la guerre pour être reconnus les plus « efficaces » ou les seuls étant capables d'apprendre le Reiki Usui dit traditionnel au dépend des autres (alors que juste l'appellation de « maitre » n'était absolument pas utilisé au Japon, le Dr Usui était très humble).

Aucun de nous en Occident ne peut réellement affirmer connaitre le Reiki Usui dit traditionnel. En effet, nos connaissances du Reiki viennent surtout de Mme Takata et Mr Hayashi. Sans parler de la grande différence de culture entre le Japon et l'Occident (et la différence d'interprétation qui en découle des écrits qui ont été retrouvé), le fait que la guerre soit passée par là (les praticiens Reiki pendant la guerre se faisaient très discrets pour ne pas être suspectés de faire partie du mouvement pour la paix, ce qui conduisait à l'exécution !) et que tous ces précurseurs soient décédés maintenant. Ce qui est amusant c'est que le Reiki avait presque disparu du Japon et que c'est Mieko Mitsui qui, en 1984, le réintroduit : Le Reiki utilisé alors maintenant au Japon est donc occidentalisé !

D'ailleurs l'apprentissage même du Reiki et sa technique sont assez « occidentaux », en effet le Reiki est assez logique et linéaire alors que les Japonais ont, en général, une façon de penser plus intuitive et imagée (ce qui peut se voir juste avec leur alphabet). Nous pouvons néanmoins retrouver ce côté intuitif chez les praticiens Reiki expérimentés. La culture Japonaise est très éloignée de la culture occidentale (peut-être dû à leur éloignement géographique ?), leur façon d'être, de réagir, de penser… sont très différents. Dans la culture japonaise, il y a très peu d'individualisme, ils fonctionnent plus par « groupe » par « famille de.. ». Et le Reiki, est un groupe très fermé, presque secret.

Recevoir une séance de Reiki

Le Reiki va travailler sur tous les corps, débloquer les nœuds énergétiques, remplacer les énergies négatives en énergies créatrices, travailler sur les problèmes (si problème il y a, il est aussi possible de faire une séance juste pour le plaisir : une séance est pure expérience vibratoire et libère de l'endorphine…l'hormone du bien-être) mais aussi leurs symptômes et surtout leur racine, mettre en lumière les troubles et leurs causes.

Si d'ailleurs il y a un soucis de santé, le praticien de Reiki encouragera la personne traitée à aller voir son médecin et tout autre thérapeute pour s'assurer d'une guérison totale ; le praticien de Reiki ne prescrit pas de médicaments ou autres produits, ne donne pas son opinion sur le traitement médicamenteux suivi par le receveur et n'empêche pas la personne traitée à continuer son traitement médicamenteux prescrit par son médecin, ne manipule pas les muscles ou les os et ne fait pas de diagnostic.

L'énergie Reiki ira où vous avez besoin et va aussi tenir compte des facteurs positifs et négatifs maladies créatrices, crises salutaires, mensonges psychocorporels,… etc. Elle n'aidera que si le patient le souhaite vraiment consciemment ET inconsciemment. En effet, l'être est l'artisan de son propre bien-être, si en fait l'individu n'a pas vraiment envie de guérir pour x ou y raison, le Reiki ne forcera rien. Car en fait, l'évolution ne peut être promise, le Reiki peut amener seule l'auto-bien-être en réalité. C'est donc le receveur qui est acteur et choisit d'accueillir cette énergie pour s'auto-aidé. Le praticien de Reiki n'est que le canal transmetteur, un « humble bambou creux ». De plus, chaque être est unique, et chacun réagit à sa manière, à son rythme à l'énergie, et avec sa propre volonté, du fond de son âme.

Avant toute amélioration de vos soucis physique ou psychologique, vous allez déjà ressentir un grand bien-être car, lors d'une séance, on s'occupe de vous, peut-être que cela ne vous arrive pas si fréquemment…Cette sérénité va s'intensifier au fil des séances. Le Reiki vous entraine tellement dans la relaxation que la plupart des gens finissent par s'endormir pendant le traitement ! Heureusement, ceci n'affecte pas les effets du traitement. En fait, le Reiki vous ramènent à votre état naturel inné, originel: détendu et dynamique, dans cet état certains ressentent une sensation d'unité, d'harmonie totale avec l'univers (sûrement dû au fait que le Reiki travaille jusqu'aux cellules les plus petites). Il vous ressource, sa fluidité est optimale quand nous nous sentons en pleine forme, et elle circule mal quand une personne est malade ou épuisée durablement.

D'autres améliorations peuvent arriver dans les jours qui suivent votre séance : meilleur sommeil, idées plus claires, inspirations, motivation …etc.

Plusieurs séances consécutives peuvent être nécessaires pour avoir un progrès significatif. En général, il faut quatre séances. Pour sentir de réels changements, les quatre séances doivent s'étaler sur quatre jours consécutifs pour le mieux, ou au pire il est possible d'espacer de maximum 48h entre chaque séance. Le praticien Reiki n'est pas un magicien, plus les troubles sont anciens et ancrés, plus ils seront long à succomber. Au même titre que les médicaments, peu de Reiki soulage un temps. De même, un rééquilibrage à chaque changement de saison est conseillé.

Une seule séance apporte juste un peu de détente (et c'est déjà pas mal !) et n'est pas suffisante pour redonner un bon équilibre au corps.

Recevoir un soin en direct:

Pour commencer, avant de débuter une séance de Reiki, il faut vous poser un instant, histoire de créer un « temps de transition » entre votre vie quotidienne et le moment serein qui va arriver. Ce moment vous préparera à prendre du temps pour vous, à construire une bulle en dehors de votre vie quotidienne. Ce moment servira aussi et surtout de premier entretien, d'un temps d'écoute et de paroles, à propos de votre vie, de ce qui vous préoccupe, de ce que vous avez envie et besoin de dire en fait… Cette discussion rentre dans le cadre du secret professionnel et est donc confidentielle. Ce temps de partage est très chaleureux mais pas obligatoire, si vous ne souhaitez pas parler, la séance commencera.

Le Reiki se reçoit allongé (ou assis confortablement) et vous restez habillé. Il faut juste retirer ses chaussures, ceinture, lunettes…bref, se mettre à l'aise. Il est important de ne croiser ni les bras, ni les jambes. Le praticien vous proposera surement une petite couverture au besoin et plusieurs ambiances musicales et olfactives, à vous de choisir ce que vous préférez.

Si vous ne souhaitez pas de contact physique, le praticien peut placer ses mains au-dessus de vous et non pas sur vous, cela ne change rien.

Au moment où le praticien place ses mains, il ne sert juste de « canal », en concentrant l'énergie du Reiki puis vous la transmet à certains endroits du corps.

En effet, le donneur de Reiki ne donne pas sa propre énergie : quand vous écoutez la radio, ce n'est pas un groupe de musiciens minuscules enfermés dans la petite boite noire qui jouent sans cesse comme je le croyais quand j'étais petite. Les musiciens donneraient trop et se fatigueraient... La radio capte les ondes qu'il y a partout et ces ondes atterrissent dans vos oreilles. C'est pareil pour Reiki, le praticien n'est qu'un canal qui capte l'énergie universelle, le moyen de transmission, la petite boite noire.

Chaque apposition dure quelques minutes (le praticien appose ses mains, sent l'énergie monter, passer en vous et redescendre), certaines un peu plus longtemps que d'autres en fonction des besoins de votre organisme. Le praticien ressent certaines choses pendant la séance, et la plupart du temps, vous aussi : un flot d'énergie, du chaud, du froid, des picotements, vision de couleurs…. Parfois, c'est un endroit inattendu du corps qui reçoit ces sensations. De temps en temps, la polarité peut s'inverser : le donneur peut ressentir du chaud et vous du froid et inversement. Il est intéressant de constater que les mains ne seront pas chaudes ou froides malgré vos sensations, physiquement, elles garderont une température normale. Bien souvent, le receveur aura le ventre qui gargouille, ce qui est tout à fait normal : c'est même la preuve que le soin se passe à merveille. D'autres réactions du corps peuvent apparaitre : bâillements, toux, spasmes, soif, frissons, hoquets…

Une séance débute par la tête, ensuite tout le devant du corps jusqu'aux pieds puis, pour la deuxième partie, il faudra vous mettre sur le vendre pour la partie dorsale.

La séance se clôturera par un dernier geste dit « lissage de l'aura ». Ce geste permet de vous réveiller doucement et surtout de bien rééquilibrer les énergies. La séance ayant activé et transféré les énergies du corps dans l'aura, cela permet aussi de chasser les dernières énergies négatives.

Après une séance, vous vous sentirez très détendu et relaxé. Tellement qu'il est possible que vous n'ayez pas très chaud ! D'où l'importance de la petite couverture ! Et pourquoi pas d'une petite tisane ! Après un soin Reiki, il est important de bien s'hydrater.

Il est aussi possible que vous ressentiez rapidement le besoin d'uriner, c'est normal, le corps est dans une détente extrême et doit expulser les toxines.

Ensuite, vous pourriez avoir de nouveau un temps de parole, pour débriefer, si vous le souhaitez. Eviter de reprendre trop rapidement la voiture ou une activité demandant beaucoup de concentration.

Pour une première séance, comptez entre 1h et 1h30 la séance, entretiens compris. Ensuite normalement une séance dure 1h.

Les soins à distance :

Ces soins sont tout aussi valables que les soins en direct.

L'énergie circulant partout dans l'univers, elle ne connait pas l'espace-temps et fonctionne pareillement que les ondes radios.

Le soin à distance se passe dans l'astral, entre vos corps les plus subtils.

Ce genre de soin est très pratique si vous n'avez personne pour vous en faire à proximité de chez vous, pas besoin de vous déplacer ou de sortir !

C'est aussi parfait si vous ne pouvez pas bouger, si vous vous sentez faible, si vous êtes en convalescence ou dans un hôpital.

Il est important de prendre un rendez-vous pour les soins à distance. Certains praticiens ne proposent pas le rendez-vous vu que l'énergie fonctionnera même si la personne qui la reçoit est occupée. Mais ceci reste un peu dangereux: En recevant l'énergie, comme pour un soin en direct, vous allez vous relaxer, perdre vos réflexes et même il est arrivé que certaines personnes s'endorment pendant du Reiki à distance. Il est mieux d'éviter de prendre le risque.

Aux heures convenues, vous pouvez continuer à vaquer à vos occupations, mais ne faites rien qui demande de la concentration ou des réflexes. Le mieux quand même pour apprécier la séance à 100% est de vous allongez tranquillement, mettre une musique douce et relaxante si vous le souhaitez et couper votre téléphone pour ne pas être dérangé.

Après une séance :

Si c'est possible, autorisez-vous une petite sieste d'environ 20 minutes, les effets pourront être encore plus forts. Restez bien au chaud, votre corps est détendu et pourrait être encore plus sensible à la température extérieure. Il serait dommage d'attraper froid ou de re-crisper un muscle venant tout juste de se détendre.

Il est possible que les changements et améliorations n'arrivent pas à la suite directe du soin mais petit à petit régulièrement durant les jours qui suivent, comme en homéopathie par exemple. Il est même possible que vous n'ayez rien ressenti du tout, mais ça ne veut pas dire que rien ne s'est passé.

Pour qui, pour quand pour quoi (soins à distance et en direct) :

- Tout le monde : nourrisson, enfants, adolescents, adultes, femmes enceintes, les personnes âgées et même les animaux (pour des soucis de santé ou pour se relaxer).

- Les végétaux (pour les protéger et assurer une bonne croissance)

- La nourriture et les boissons (pour les purifier, les rendre plus digeste)

- Les minéraux (pour augmenter les effets de la lithothérapie et les purifier)

- Les lieux (pour protéger et purifier votre lieu de vie ou de travail)

- Les soins à distance peuvent servir aussi à :

- Commander un soin pour une autre personne : il faut qu'elle soit au courant et qu'elle l'autorise (sauf en cas de fin de vie ou de coma).

- Envoyer du Reiki sur un événement, une situation, une relation : Un événement important est arrivé, arrive ou va arriver et vous voulez que tout se passe au mieux ? Être dans les meilleures dispositions à ce moment-là ? Le temps ne passe pas, nous passons dans le temps. L'énergie ne connait donc pas l'espace-temps. Il est alors possible d'envoyer du Reiki sur un événement passé, présent ou futur. Il n'y aura pas de miracle bien sûr, nous ne sommes pas dans un film de science-fiction, mais le Reiki vous aidera à mieux digérer les événements passé, mieux vivre l'événement présent et mieux appréhender l'événement futur. Il est aussi possible d'envoyer du Reiki sur une situation pour qu'elle se passe au mieux. De la même façon, le Reiki peut améliorer vos relations ou les relations des autres, il ne s'agit pas de ressouder des liens cassés mais faire que les relations soient moins violentes, plus sereines et que les personnes digèrent mieux ces liens cassés.

- La boite thérapeutique : Il est possible d'inclure chacune de ces possibles envois dans une « boite thérapeutique », une boite que le praticien aura préparée à cet effet. Ainsi chaque jour, il pourra envoyer de l'énergie à tous ceux qui sont à l'intérieur en la chargeant en Reiki.

Les effets du Reiki

Il n'est pas possible de « sur-pratiquer » ou « sous-pratiquer », le Reiki agit toujours là où la personne à besoin et en bonne quantité.

Effets physiques :

1. Corps relaxé profondément
2. Renforce le système immunitaire et l'auto-guérison
3. Accélère la guérison des infections
4. Atténue les migraines ou les fait disparaitre
5. Atténue les douleurs de toutes sortes ou les fait disparaitre
6. Aide les personnes en fin de vie en calmant les douleurs.
7. Aide les personnes en soins palliatifs en calmant les douleurs.
8. Très bon contre les maux de grossesses
9. En augmentant la santé, il augmente la fertilité
10. Accélère la cicatrisation et la récupération après une blessure
11. Désintoxique et purifie le corps de ses toxines
12. Atténue les effets du stress sur le corps, dissipe les tensions
13. Vitalise le corps
14. Rééquilibre les énergies du corps
15. Régule les hormones
16. Retarde les effets du vieillissement
17. Aide à se battre contre la fatigue chronique

Effets psychiques, émotionnels et spirituels :

1. Atténue les angoisses, l'anxiété, le stress, la dépression…travail sur le système nerveux

2. Calme l'activité mentale, y amène la quiétude

3. Sentiment de paix intérieur, harmonie et bien-être

4. Travail sur les traumatismes passés ou présents.

5. Aide les personnes en fin de vie à se relaxer et mieux accepter

6. Aide les personnes en soins palliatifs à se relaxer et mieux accepter

7. Vitalise l'esprit

8. Rééquilibre les émotions en aidant à prendre conscience de nos procédés émotionnels internes en mettant en lumière les sentiments refoulés afin de travailler dessus.

9. Aide au recentrage

10. Sommeil de qualité, lutte contre l'insomnie

11. Meilleure capacité à réfléchir, pensée plus claire et aide à prendre du recul

12. Restaure l'équilibre spirituel

13. Aide à lâcher prise, mieux vivre le quotidien de façon plus sereine et posée

14. Apprendre à se dépasser, à gérer ses émotions

15. Mieux vivre le rapport aux autres (travail, famille, amis…), compassion, acceptation et amour

16. Elimine les systèmes de croyances négatives

17. Elimine les addictions, les manies et habitudes négatives (jeux, alcool, drogues, déséquilibres alimentaires… ect…)

18. Plus de confiance, de force intérieure, d'assurance, de joie

19. Aide à faire des choix et prendre ses responsabilités,

20. Assurer et assumer les défis et épreuves, changer le regard dessus

21. Ouverture d'esprit, acceptation de la vie telle qu'elle est

22. Avoir le courage et l'envie de s'occuper de soi-même

23. Augmente la sensibilité envers autres et son environnement

24. Affute l'intuition

25. Eveil des sens

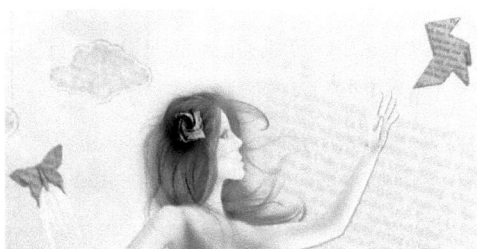

Illustration : CokecinL

<u>Crise thérapeutique et contre-indication</u>

Il est possible qu'un soin Reiki puisse entraîner l'apparition de symptômes légers de désintoxication au niveau physique (douleurs plus fortes, activité digestive accélérée, yeux larmoyants, sécrétion des muqueuses, symptômes grippaux…). Il s'agit en fait de la preuve d'une autorégulation : les toxines et déchets des cellules sont en cours d'élimination, ils entrent dans le sang, les lymphes et l'interstitium, et doivent être maintenant traités par les organes de désintoxication. Ces symptômes montrent que le mécanisme de désintoxication est en cours ce qui annonce une meilleure santé, et non pas le retour de la maladie. En cas de fracture, il s'agit juste de douleurs liées la reconstruction. Et certaines énergies négatives ou trop plein d'énergie sont évacués (souvent par les pieds). Ces réactions sont passagères.

Nous pouvons constater les mêmes mécanismes aux niveaux mental et spirituel. Il arrive que certains conflits intérieurs refoulés remontent. Il se peut alors que le receveur subisse des décharges émotionnelles qui s'accompagnent de larmes ou d'un rire libérateur.

Il peut être bénéfique de finir la séance en buvant un grand verre d'eau chargé de Reiki.

Il est aussi très important de souligner quelques contre-indications :

Le Reiki peut être donné avant ou après une opération chirurgicale mais surtout pas pendant : il risquerait d'affaiblir les effets de l'anesthésie !

Si le praticien Reiki n'est pas expérimenté en psychologie, il faudra éviter les soins sur les personnes souffrants de dépression en phase aiguë, aux souffrants de troubles psychotiques, schizophrène, dissociation de la personnalité, aux personnes ayant de grosses séquelles psychologiques, sexuelles et autres.

Attention : Le Reiki ne se substitue pas à la médecine conventionnelle. Il ne faut surtout par arrêter les traitements en cours. Le soin Reiki peut cependant se faire en parallèle d'un traitement médical aidant à calmer la douleur, calmant les effets secondaires et pouvant aider à mieux vivre un traitement lourd.

S'initier au Reiki

Trouver un maitre

Le Reiki est un peu « la porte ouverte à toutes les fenêtres ». En effet, il est très en vogue et cela peut attirer pas mal de personnes qui ne sont pas toujours éthiques. Les charlatans, les arnaqueurs, les gourous… s'en servent comme piège à filet. Donc faites bien attention dans votre recherche de maitre, suivez votre intuition en premier lieu. Il est important que le « feeling » passe rapidement. Attention aux personnes trop « charismatiques », les plus humbles seront les plus sérieux en général.

Il n'est pas toujours évident de trouver un maitre à proximité de chez soi, par expérience, je peux vous dire qu'il y en a plein ! Ils n'ont juste pas tous de sites internet et souvent fonctionnent par bouche à oreille.

Ensuite, n'hésitez pas à vous renseigner sur les prix de la formation, trop cher ou trop peu cher serait suspect. C'est une formation qualifiante donc il est normal de devoir la payer mais vu qu'il n'y a pas de prix fixé, certains peuvent abuser et gonfler leur prix. Attention aussi aux « outils commerciaux », certains maitres gonflent le prix en ajoutant des outils à leur enseignement. Ce n'est qu'une technique commerciale.

Personnellement, je fuis chaque personne qui descend son prochain, si pour vous avoir, le maitre médit de son voisin, c'est rébarbatif.

Si vous pouvez, n'hésitez pas à contacter les personnes ayant eu ce maitre, savoir si la formation qu'ils ont reçu vous conviendrait.

Vérifiez sa lignée. Il est obligé d'accepter de vous la montrer, il faut qu'elle soit de lignée directe avec Mikao Usui ou Takata afin de garder l'énergie Reiki aussi pure que possible.

Faites-vous confiance et faites confiance en l'univers : celui que vous choisirez sera surement celui qui est parfait pour vous !

Pour certains, le maitre Reiki deviendra un maitre spirituel. Pour d'autres, il ne sera qu'un enseignant de plus dans sa vie (au même titre que ses parents, professeurs… et c'est déjà beaucoup). Il lui transmettra l'initiation et les techniques, point barre. Il n'y a pas besoin d'être très élevé spirituellement pour se lancer dans le Reiki il n'est donc pas fondamental que votre enseignant le soit aussi et devienne votre maitre spirituel, le plus important étant qu'il maitrise son art. La motivation première pour apprendre le Reiki doit être l'envie sérieuse d'aimer la vie, de s'aimer soi-même, d'aimer les autres et de prendre ses responsabilités envers le monde (bien souvent, si tout est fait avec sérieux, la spiritualité arrivera d'elle-même naturellement). En effet, le maitre spirituel est là pour vous conseiller non pas que sur le Reiki mais sur tous les pans de votre vie ce qui n'est pas dans les prérogatives de l'enseignant Reiki dont le nom de « maitre » lui vient de la culture japonaise.

Dans tous les cas, l'enseignant Reiki comme le maitre spirituel n'est pas là pour proclamer des vérités absolues (il pose les bonnes questions vous amenant à réfléchir aux réponses) et vous ne lui devez pas une confiance aveugle, douter est même ce qui est attendu de vous. Le maitre ne doit pas vous couper de votre liberté ou vous demander plus d'argent que le prix de la formation, il ne doit pas non plus avoir de gestes inappropriés quant à votre corps. Il est là pour être honnête envers vous et vous laisser expérimenter librement le Reiki (et la vie en général), vous informer et c'est tout, le mieux est qu'il vous fasse passer avant son propre égo.

Il est tout de même important que le maitre pratique le « service après-vente » et soit disponible pour répondre à vos questionnements par la suite. Qu'il devienne votre guide de confiance dans le monde Reiki.

Suivant « l'école », l'apprentissage du Reiki sera différent. Certains maitres proposent des initiations à distance (je suis assez sceptique personnellement.), certains livres ou dvd proposent de vous initier (je suis encore plus sceptique, rien ne vaut l'expérience en direct et pour moi c'est même la seule voie possible), d'autre apprennent tous les degrés en un stage intensif (et pareillement, je trouve cela un peu compliqué, ça fait beaucoup de chose à intégrer et surtout ça doit être très dur physiquement).

En général, l'apprentissage se fait en plusieurs parties :

1. Reiki 1er degré (*Shoden*)

2. Reiki 2ème degré (*Okuden*)

3. Reiki 3a Maîtrise – Praticien (*Shinpiden*)

4. Reiki 3b Maîtrise – Enseignant (*Shinpiden*)

La plupart du temps, le stage se passe sur deux jours (ou 4 demi-journées) sauf la maitrise qui dure plus longtemps. En général, il est conseillé de respecter un minimum de deux à trois mois entre chaque stage, le temps de bien intégrer tout ce dont vous avez appris et d'apprendre à apprivoiser vos nouvelles facultés.

A l'époque d'Usui, les élèves mettaient des années pour passer les degrés.

Certaines "écoles" ajoutent entre chaque stage d'autres stages d'approfondissement facultatifs (et, de mon point de vu, c'est une technique commerciale).

Reiki 1er degré (*Shoden*)

Toute personne peut faire du Reiki qu'importe son âge, son évolution, sa religion, son métier (le Reiki peut même être un élément important de la boite à outils de certains métiers tel que masseur, infirmier, thérapeute…etc.)

Le succès de ce stage ne dépend pas de vous, vous n'avez pas à vous préparer ou à faire quoique ce soit pour y arriver.

En général, la durée du stage Reiki 1 est de 2 jours (16 heures) ou 4 soirées consécutives.

Ce stage consiste en l'ouverture à l'énergie Reiki, le traitement en direct de soi et les autres, le développement des perceptions subtiles et les techniques.

Il comporte plusieurs « reijus », « initiations » ou « harmonisation ». De 1 à 4 suivant les écoles.

C'est ce qui fait du Reiki une thérapie unique et différente. Pour devenir médiateur, il faut recevoir ces initiations par un maitre enseignant confirmé. Le processus est rapide et prend la forme d'une cérémonie simple. La première sert à l'ouverture du canal (voie métaphysique qui commence par le haut de la tête et qui suit la colonne vertébrale) et les trois autres pour le renforcement du canal (l'ouvrir un peu plus pour laisser l'énergie circuler plus facilement et intensément). Il s'agit d'ouvrir votre canal d'énergie par l'usage de symboles Reiki Usui et de mantras, l'énergie pénètre par le haut de la tête et se répand dans vos centres énergétiques pour ressortir par vos mains (entre autre). Ceci va augmenter considérablement votre niveau vibratoire, réactiver en vous la faculté endormie de recevoir et transmettre l'énergie de vie et va vous reconnecter avec votre « moi supérieur » ou « âme » ou « intuition » (prenez la définition que vous préférez). Même sans avoir pratiqué pendant longtemps, votre canal sera toujours ouvert, scellé pour la vie, à partir de maintenant.

Vous allez devoir apprendre à bien vous « ancrer ». Garder bien les pieds sur terre pour pouvoir explorer les domaines supérieurs et subtils sans « s'y perdre ». S'ancrer permet de bien maitriser l'énergie et garder la tête froide afin de bien travailler en conscience. Le Reiki est une puissante énergie et il est important de bien savoir la gérer. Vous allez donc apprendre à vous ancrer au sol avec votre premier chakra et vous ancrez en vous, vous centrez, dans votre ventre avec votre deuxième chakra. Ces exercices peuvent aussi vous servir quand vous vous sentez coupé de vous-même, la tête en l'air, trop dans la tête justement à vous inquiéter ou penser. Pour cela, il faut imaginer des racines sortant de vos pieds et allant bien s'ancrer dans la Terre. Vous pouvez imaginer une énergie marron, terrestre, remontée en vous à chaque inspire et redescendre à chaque expire. Vous pouvez remonter comme ça par vos jambes à chaque chakra.

Pour savoir bien vous centrer, l'exercice est tout simple : il suffit de mettre votre intention dans votre deuxième chakra. Ce chakra est appelé « hara » dans la tradition orientale et est le centre énergétique le plus connue et le plus important car c'est par ce vortex que nous recevons l'Energie vitale de l'univers. C'est la « coupe » pour recevoir toute notre énergie. Quand vous donnez un soin, l'énergie rentre par le dessus de la tête dans votre canal, passe par le hara au creux de votre ventre et remonte dans les bras et mains. Le centrage permet aussi de retrouver calme et confiance devant une situation vous rendant anxieux.

Les initiations du premier degré touchent surtout le corps physique et éthérique : la première relie le cœur au thymus et harmonise le quatrième chakras : elle agit sur la sensation d'amour et le système immunitaire ; la seconde travaille sur la thyroïde et harmonise le cinquième chakras : elle agit sur la communication ; la troisième travaille sur la glande pituitaire et l'hypothalamus et harmonise le sixième chakras :

elle agit sur l'humeur et la température corporelle ; la quatrième travaille sur l'hypophyse et harmonise le septième chakras : elle agit sur notre intuition.

La majorité du temps, des sensations peuvent apparaitre pendant les initiations et continuer pendant les soins : pression interne, picotement, chaleur, léger tournis, visions colorées et/ou lumineuses... Il arrive que nous ayons l'impression que l'intensité de ces sensations baissent petit à petit pendant notre pratique, il n'en est bien sur rien, juste que notre corps s'habitue. D'autres ne ressentent rien, même pendant les premiers jours, cela ne veut pas dire que rien ne se passe, l'auto-traitement qui suit sert aussi à intensifier le flux d'énergie et les sensations.

Une fois la théorie et les initiations passées, le stage continue par les soins : vous en donnez et en recevez.

Les sujets minimum qui doivent être traités sont :

- L'histoire du Reiki.

- Qu'est-ce que le Reiki, son fonctionnement

- Les 5 idéaux

- Toutes les positions des mains et sur quoi chacune travaille

- L'auto-traitement normal et rapide et les 21 jours de purification (à faire après chaque niveau).

- Démonstration et pratique du traitement complet sur soi et les autres

- Démonstration et pratique du traitement rapide sur soi et les autres

- Les contre-indications

- Les différentes positions pour vous-même, vos proches, les animaux et les plantes. (Les positions sont données dans un ordre bien précis qui ne sont pas choisies au hasard, en effet, si le déroulement du traitement se fait ainsi, c'est que chaque position a un effet bénéfique complétant la précédente, le traitement est ainsi plus profond. Il est donc important de suivre au début pour bien s'adapter à l'énergie et prendre confiance, ensuite ce sera votre intuition (clairement développée par l'énergie Reiki) qui placera vos mains)

- Les rituels de préparation (avant de donner une séance de Reiki).

- Le code de déontologie du praticien

En option :

- Les dix vertus du Reiki.

- Symboles et mantras ajoutés si le maitre le souhaite et venant de techniques énergétiques autres que la méthode traditionnelle Usui

- Les trois piliers du Reiki, Gassho, Reiji-Ho, Chiryo.

- Les Chakras

- La méditation Gassho.

- Les positions spéciales (suivant les symptômes, s'ils sont aigus, en plus du traitement global)

- Certaines techniques japonaises tels que le scanner byosen, le Kenyoku ho (nettoyage à sec) purifie le corps et l'esprit avant et après chaque soin…

- La symphonie du AOM appelé le « son-univers ».

- Vous apprendrez aussi des méditations.

Un support de cours vous sera donné.

Après cette initiation, vous risquez de connaitre quelques changements ce qui peut surprendre vos proches. Vous serez plus détendu, vous garderez la tête froide quant aux soucis éventuels, vous allez de plus en plus suivre votre intuition et prendre confiance. Les changements seront bien sûr tous positifs.

Pour expliquer tout ceci, il n'est pas toujours évident de parler à ses proches du Reiki. C'est une pratique de plus en plus connue et de plus en plus en vogue mais certaines personnes peuvent prendre peur, soit à cause de méconnaissance ou à cause de mauvaises choses entendues par les « méconnaisseurs »… le tout étant de faire comprendre à vos proches que non, vous n'êtes pas rentrés dans une secte et que tout est naturel dans cette technique. Préparez-vous à expliquer les choses de façons simple et accessible. Et pourquoi ne pas faire une petite démonstration à la suite. Préparez-vous à répondre à toutes sortes de questions, certaines personnes resteront sceptiques et moqueuses, restez calme et aimable, l'humour peut vous sortir de pas mal de situations tendues.

Le temps de s'habituer à l'énergie, il est possible qu'elle « se mette en route » toute seule et que vos mains chauffent « hors contexte ». Vos sens peuvent aussi s'aiguisés.

Comme après un traitement, après votre initiation, un processus de purification va se mettre en place aidé par vos 21 jours d'auto-traitement quotidiens. L'auto traitement complet est le mieux mais si vous manquez de temps, il est possible de faire un auto-traitement rapide ou équilibrage de chakras, mieux vaut un peu de Reiki que rien du tout. Il est possible que certains effets secondaires désagréables se déclenchent (fièvre, courbature, sueurs, urines odorantes, menstruations, fatigue, irritation…), c'est une crise de guérison. Tout ce qui doit être guérie ressort en pleine lumière. Pareillement, quelques rêves, souvenirs ou pensées étranges peuvent apparaitre. C'est malgré tout bon signe : votre corps se débarrasse de ses toxines, libérer les blocages ne se fait pas sans douleurs : il faut un effort conscient et être prêt à vouloir les changements salutaires pour devenir une meilleure version de vous-même. Acceptez tout ceci avec sérénité et confiance, laissez couler et lâchez prise, tout rentrera bientôt dans l'ordre. N'hésitez pas à boire beaucoup d'eau !

A côté de ça, grâce à la pratique de l'auto traitement, en peu de temps, vous remarquerez d'autres effets très bénéfiques tels que l'augmentation de votre dynamisme, de votre créativité, de votre persévérance, intuition, joie de vivre, paix intérieur, sensibilité… etc. Si vous avez régulièrement des maux de tête, troubles digestifs ou autres, vous les verrez diminuer !

Pendant cette période et avant de donner un soin Reiki, il est préférable d'éviter le café, le tabac, l'alcool, la drogue… etc. Maintenant, c'est toujours le cas, Reiki ou pas, et c'est à vous de composer avec vos propres besoins. Dans tous les cas, évitez d'avoir les mains qui sentent le tabac pour donner un soin.

Le Reiki 1 est une pratique complète qui se suffit à elle-même, vous pouvez dès à présent donner un soin quand vous vous en sentirez capable sans devoir passer au degré suivant. Le point essentiel de ce niveau est de se guérir soi-même avant de guérir les autres. Nous ne pouvons donner que ce que l'on a déjà. Il n'y a pas besoin d'avoir de problèmes pour avoir recours au Reiki, la méthode globale enseignée au premier degré peut aussi servir de soin « détente » et de technique d'accès au développement personnel.

Une fois que vous vous sentez prêt à donner un soin (suivez votre intuition) et que vous avez trouvé « un receveur », il suffit de mettre en pratique ce que vous avez appris : trouver un environnement calme, confortable et rassurant, vous pouvez mettre de la musique, des huiles ou de l'encens, mettre à disposition des mouchoirs et une couverture, vous laver les mains, le receveur se met à l'aise et s'allonge, vous vous centrez (ou vous ancrez), vous dites (tout haut ou pas) la phrase que vous avez choisi pour « demander la permission d'être canal Reiki », trouvez une position confortable pour vous aussi, et posez (ou pas, il est possible de placer les mains juste au-dessus, dans l'aura, si le receveur ne veut pas de contact ou si le receveur est atteint de brulures, blessures, troubles infectieux ou autres troubles vous obligeant à ne pas le toucher) vos mains avec délicatesse et légèreté pendant minimum 3 min la paume bien dirigée sur/vers le receveur car c'est de ce chakra secondaire que sort l'énergie. Une fois le soin « recto/verso » fini, vous pouvez procéder au lissage de l'aura.

Ne vous inquiétez pas, vous ne vous sentirez pas fatigué vu que vous ne donnez pas votre propre énergie. Par la même, aucun transfert d'énergie négative n'est possible.

Vous pouvez aussi trouver un « groupe de Reiki » pas loin de chez vous afin de pratiquer.

Un seul maitre mot : on ne force pas ! Il n'est possible de donner du Reiki qu'aux personnes l'acceptant, c'est très important.

Vous pouvez aussi dès à présent donner du Reiki à tout ce qui vit :

- Les animaux pour qu'ils se sentent bien, stimuler leur système immunitaire, contre les ennuis de santé... les animaux adorent l'énergie Reiki ! Et savent se faire comprendre : ils se laissent faire et partent quand ils en ont marre.

- Les plantes pour une croissance saine et pour combattre les maladies

- Pour votre nourriture, aliments et boissons, afin de les rendre plus digeste et augmenter leurs bienfaits.

- Les pierres pour augmenter leur bienfait.

Si le second degré vous attire, il est préférable d'attendre quelques semaines, déjà la fin de vos 21 jours d'auto-traitement quotidien, il faut que votre corps s'habitue à votre nouvelle fréquence vibratoire.

Reiki 2ème degré (*Okuden*)

Avant de vous lancer, il faut que vous soyez sûrs d'être prêt pour ce nouveau degré, psychologiquement et physiquement. Que vous ayez déjà une bonne pratique du Reiki, que vous ayez bien analysé et assimilé les changements qu'a entrainés votre premier degré. Ce nouveau degré vous permet d'agrandir votre canal personnel et donc intensifier votre énergie et d'augmenter considérablement votre « boite à outils Reiki » avec les trois symboles. Vous allez apprendre à travailler sur des soucis plus psychologiques, des problèmes émotionnels et psychiques fortement ancrés. Vous allez aussi apprendre à envoyer mentalement du Reiki à distance sur un être vivant loin physiquement ou sur une situation. Avec ce degré, il vous sera aussi possible, si vous le souhaitez, de devenir praticien professionnel.

Petite parenthèse sur un thème qui amène quelques désaccords entre les différents praticiens Reiki : le Reiki et l'argent. Certains maitres font payer très cher leurs initiations, d'autres les rendent plus abordable, d'autre fonctionne par le troc, très peu les offre. C'est une formation qualifiante mais effectivement, il n'y a pas de règles. A vous de voir votre rapport à tout ça. Mais surtout, maintenant que vous pouvez donner du Reiki, vous êtes, vous aussi, dans cette question de : en quoi va constituer cet échange ?

En effet, l'énergie est partout et à tout le monde, mais en donnant du Reiki, vous donnez de votre temps aussi. Il est donc normal qu'un échange en découle, cela permet aussi que la personne qui reçoit le soin le prenne au sérieux. Soit vous êtes professionnel et effectivement il faut que vous décidiez d'un tarif, que vous vous fassiez payer et déclariez cet échange. Si vous n'êtes pas prof, vous pouvez aussi fonctionner avec le troc ou même demander un euro symbolique. Rien que pour mettre en route un « échange ». Maintenant, effectivement, rien ne vous empêche de donner un soin bénévolement à ceux qui ont besoin ou à vos amis et famille. Mise à part ne pas travailler au noir, il n'y a pas de règles, faites comme vous le sentez.

Revenons au stage,

C'est à l'enseignant d'accepter ou non de vous former à ce degré, il faut qu'il vous juge digne de confiance pour recevoir les trois symboles et leur mantra (leur « nom » a répété en les « dessinant » pour les activer). Ces symboles sont en effet sacrés. A l'époque de Mikao Usui, les symboles étaient enseignés verbalement, les élèves (après avoir attendus plusieurs années pour passer au degré du dessus) apprenaient à les tracer mais ne gardaient pas les notes qui étaient brulées juste après. A notre époque, le sacré est nettement moins respecté, vous pouvez trouver ces symboles partout sur internet. Vous ne les trouverez pas ici, j'utilise leur abréviation pour deux raisons :

-Ils sont inactifs si vous n'avez pas reçu l'initiation par responsabilisation donc ça ne sert à rien de les mettre ici.

-Mais surtout je respecte ce caractère sacré. Sans pour autant en faire des fétiches religieux à adorer, ces symboles ont une grande valeur et les avoir amène une grande responsabilité. Ils ne sont plus du tout secrets car vulgarisés sur le net mais, à mon sens, restent privés. Chaque personne initiée à ces symboles commence une relation personnelle avec eux.

Comme pour le premier degré, en général, la durée du stage est de 2 jours (16 heures) ou 4 soirées consécutives.

Pour commencer, vous allez faire une petite révision du premier degré, mise au point sur votre pratique, difficultés rencontrées, questions que vous pourriez vous poser... etc.

Au cours de ce stage, vous ne recevrez qu'une seule harmonisation/reiju/initiation mais elle est très puissante, quatre fois plus puissante que celles du premier degré. Elle augmentera considérablement votre fréquence vibratoire mais surtout elle vous délivrera les trois symboles du Reiki. Cette harmonisation stimule fortement le premier chakra afin de chasser tout problème lié à la survie et à la sexualité. Le sixième chakra aussi se voit renforcé, votre intuition et votre spiritualité vont encore plus s'accroitre.

Les symboles :

Regardez autour de vous, vous trouverez des symboles partout. Chaque entreprise se représente par un logo symbolique. Le code de la route nous amène à nous arrêter devant un panneau rouge rond comportant un tiret blanc. Chaque religion se représente par un symbole fort : Un musulman ne réagira pas de la même façon qu'un chrétien devant une croix. Même les couleurs et les formes nous amènent à des états d'esprits particuliers Suivant ses croyances, sa culture, son éducation, ses expériences personnelles…etc… chacun réagit différemment devant les symboles mais la réaction objective est bien présente. Il s'agit de symbole créant des changements objectifs.

Il existe une autre catégorie de symboles : les symboles créant des changements subjectifs. C'est-à-dire, indépendant de nos volontés, croyances, cultures… etc. Les runes, les amulettes et les symboles Reiki en sont de parfaits exemples. Pour se servir de ces symboles, il nous faut apprendre d'une personne qui les connait et qui en a une grande expérience, au point de savoir les transmettre.

Il existe, dans le Reiki Usui traditionnel, quatre symboles. Trois sont transmis au deuxième degré, le quatrième au troisième degré. L'énergie Reiki fonctionne très bien sans les symboles, comme pour le premier degré, ils sont « juste » un grand plus, ce sont des outils puissants qui ne sont jamais transmis ni utilisés à la légère. Sans l'initiation qui va avec, ces symboles ne sont que des signes et des mots que vous pouvez trouver aisément sur internet, dans des livres et même, pour certains, dans la culture quotidienne japonaise dans des contextes différents hors travail énergétique.

Les symboles du Reiki sont représentés sous forme calligraphiques et ont chacun un mantra associé. Une fois que vous les aurez « reçu » durant votre initiation, vous pourrez donc les activer en les dessinant à pleine main devant vous dans l'air (ils ne sont pas en 2D mais tridimensionnels, ils activent une énergie métaphysique, sont transcendantaux et vibrent fortement, donc ça ne sert à rien de les « enfermer » sur du papier) ou en les visualisant (avec le troisième œil, l'imagination) de n'importe quelle taille et en récitant trois fois leur mantra.

Ces symboles viennent des textes bouddhiques anciens écrit en sanscrit, le troisième est formé d'un système d'écriture japonaise appelée kanji.

Avec ces symboles vous allez vous ouvrir encore plus profondément à la spiritualité et aux énergies, au-delà de l'espace/temps, votre conscience va s'élever augmentant votre intuition, vos capacités, votre sensibilité ce qui vous aidera à comprendre les messages subtils du corps et découvrir d'où viennent les symptômes des déséquilibres.

Afin que certaines actions des symboles soient plus claires, nous allons nous intéresser brièvement aux couches de la pensée humaine. Grace à l'hypnose et autres techniques nous pouvons en distinguer trois :

Le conscient/ego/moi intermédiaire, c'est la conscience qui apprécie les informations que lui délivre les 5 sens conventionnels (odorat, ouïe, goût, touché, vue). Elle organise les habitudes routinières, elle est logique et pratique. Elle est le siège de la mémoire à court terme. Elle représente notre identification aux autres, c'est un niveau de pensée influencé par notre socialisation (parents, professeurs, expériences en société). C'est la représentation de notre personnalité, nos pensées, comportements, gouts, attitudes, croyances…etc. L'accessibilité à cette couche est quotidienne, c'est notre pensée habituelle normale.

L'inconscient appelé « enfant intérieur » c'est la conscience du corps, le gardien des sentiments authentiques et de la mémoire à long terme. Il régule les signes vitaux et est responsable de notre envie de vivre, nos instincts primaires. Cette conscience est liée à notre énergie vitale et c'est elle qui nous nous donne nos capacités spirituelles. Elle fonctionne non pas en mot comme la première conscience mais sous forme de symboles, d'associations, de schémas, de sentiments. Il est comme le sous-sol du conscient, l'endroit où sont refoulées les pensées dites mauvaises ou honteuses pour la société, l'endroit où elles seront oubliées. Les peurs, souvenirs réprimés, émotions fortes… etc. y sont présents aussi. Cette couche est très peu accessible consciemment.

Le super conscient ou supraconscient, c'est notre intuition, suivant nos croyances nous pouvons l'appeler « moi supérieur » ou « guide », « âme » ou « esprit ». C'est la couche de notre pensée qui est pleine de vie, qui a confiance, qui sait ce qui est bon pour nous et le but de chaque chose, cette pensée nous envoi des signes pour que l'on s'aime, que l'on prenne soin de nous, que l'on prenne les bonnes décisions pour nous. Cette couche est accessible si vous travaillez dessus et si vous écoutez votre intuition, il suffit d'y être ouvert.

Avec les symboles Reiki, les différentes couches de la conscience deviennent plus accessibles.

Les trois symboles Reiki usui :

- Le symbole « Pouvoir », que nous pouvons nommer CKR, constitue le premier symbole Reiki Usui. C'est un idéogramme, une description imagée de l'idée de sa capacité. Il augmente considérablement le pouvoir du Reiki et ramène l'énergie dans le moment présent, dans le matériel, à l'endroit même du symbole. Il est aussi utilisé pour renforcer les effets des autres symboles. Son mantra signifie : «Toute l'énergie de l'Univers sois présente plus intensément à cet endroit. » Il peut être facilement utilisé sans restriction dans la vie de tous les jours, pour se protéger, améliorer nos relations, purifier pièces et objets…etc.

Il peut être utilisé seul ou après les autres symboles pour augmenter leur capacité.

Pour pouvez utiliser ce symbole sur vous même pour vous centrer, pendant un auto-traitement ou pour vous protéger (en vous visualisant entouré de symboles), l'utiliser pour transformer l'énergie d'un objet ou d'une pièce en énergie positive, purifier un endroit, une salle de soin ou un hôtel par exemple…

Pendant un traitement, faites le symbole en haut du corps avant de commencer, au-dessus de la tête pour pénétrer plus facilement l'aura, et autant de fois que vous le sentez pendant le soin, pour libérer les blocages en envoyant un « karcher » d'énergie et pour chasser les énergies négatives.

- Le symbole « Harmonie », autrement nommé SHK, constitue le deuxième symbole. . Il vient d'un signe sanscrit et est aussi le symbole d'une divinité aimante et compassionnelle. Il agit sur le corps éthérique et donc sur les chakras. Son mantra a plusieurs signification: « l'Homme et l'Energie universelle ne font qu'un », « j'ai la clé » et « habitudes/penchants »

Ce symbole aide à mettre en lumière et travailler sur les problèmes émotionnels et psychiques profondément ancrés (qui remontent à l'enfance en général) en vous reprogrammant et reconditionnant comme vous le souhaitez ce qui vous permet d'y voir plus clair dans votre vie. Certains de nos comportements sont apparus dès nos premiers jours de vie, même intra-utérins, bien souvent avant que l'on sache parlé et nous sommes complètement imprégnés d'eux. Il est compliqué de mettre « des mots sur ces maux » vu que nous n'avions pas la parole quand ces comportements se sont créés. Ils sont aussi ancrés en nous que nos fonctions basiques tels que la marche, le fait d'attraper quelque chose,… etc. Nos réactions émotionnelles automatiques, notre façon de nous exprimer, nos expressions de visage sont aussi formées à ce moment-là. Autant dire que se débarrasser de certains comportements « de base » n'est pas chose aisée. Mais il est possible de travailler dessus avec ce symbole.

Pareillement, depuis toujours, quand une expérience nous fait forte impression et se répète, elle devient routinière, elle devient une habitude et certaines habitudes s'ancrent profondément, toutes ne sont pas bonnes à garder. D'autre encore étaient bonnes à un moment mais ne le sont plus maintenant.

Tous ces automatismes comportementaux ne sont pas toujours adaptés à notre vie actuelle, nous maintiennent dans le passé et peuvent nous mettre des barrières sur le chemin du bonheur et de la santé. D'ailleurs, l'utilisation répété de ce symbole peut nous aider à vivre plus dans le « ici et maintenant », là où réside notre vie.

Ce symbole fait donc passer certain schéma disharmonieux du subconscient au conscient afin de travailler dessus. La technique de guérison psychique amène la paix et permet de relier les trois niveaux de pensée (le conscient/l'inconscient/le supraconscient) pour harmoniser les émotions du receveur (ou de nous-même en auto-traitement). Du point de vu holistique, en mettant en lumière le trouble psychique et en travaillant dessus, il est possible d'empêcher une maladie physique d'apparaitre. Le SHK est une bonne aide en cas d'addiction par exemple, d'insomnie, de dépression…etc. Le soin psychique qui utilise ce symbole ne travaille pas seul, comme l'hypnose, il aide le sujet à s'auto guérir de ses mauvaises habitudes, il l'aide dans sa reprogrammation, ses mises à jour. Il travaille avec le receveur pour guérir ce que le receveur veut « vraiment » guérir.

Pendant un soin physique, ce symbole aide à calmer la nervosité et libère les énergies bloquées, celles qui amènent de la sur stimulation. Il harmonise les énergies déséquilibrées. Il transmet ses qualités apaisantes et équilibrantes au sujet. Ce qui est aussi possible dans une pièce, quand la pièce est trop chargée en énergie ou n'apporte pas assez de calme (après avoir reçu beaucoup de monde par exemple).

- Le symbole « Distance », HSZSN, constitue le troisième symbole. Il est formé de signe sino-japonais (chinois et japonais). On le traduit généralement par : « J'entre en contact au niveau du Moi supérieur. L'Energie universelle en moi tend la main L'Energie universelle en toi, et nous ne formons plus qu'un. » Ce qui signifie que nous créons un lien entre notre moi supérieur et celui des autres au-delà des limites de la structure personnelle, du temps et de l'espace. La conscience, l'égo, laisse alors la place en toute confiance pour le meilleur.

Ce symbole de contact transpersonnel crée un lien à toute chose ou à tout être éloigné en les accordant subtilement. Il nous sert à nous relier à notre supraconscience. Avec ce symbole il est possible de faire un soin à distance, d'envoyer de l'énergie, des pensées positives et aimantes aux gens de façon non-physique. De la même façon, il est possible de le faire aux situations dans le présent (pour que tout se passe bien), passée (pouvant être guérie aujourd'hui ou nous aidant à faire le deuil) ou future (pouvant être positivement influencée). Il est aussi possible d'envoyer un soin Reiki pour une heure précise même si cette heure est passée ou si cette heure est à venir. N'oublions pas que le temps n'est qu'un concept, et un concept exclusivement humain (aucun animal, aucune plante n'a conscience du temps, ne vit dans ce concept, l'énergie non plus). Il ne passe pas, nous passons dans le temps. La distance, aussi grande soit-elle, n'est pas un problème non plus vu que l'énergie est partout, inclut le tout, ne s'identifie à rien et n'a pas de limite.

Il est aussi possible d'envoyer du bureau ou de votre lieu de vacance de l'énergie, des pensées aimantes, à votre plante ou animal de compagnie resté chez vous ! Grace à cette technique, vous pouvez envoyer vos derniers adieux à une personne mourante ou encore vos pensées aimantes aux situations actuelles dans le monde.

Ce symbole est très puissant, il nous permet de nous servir de notre 6ième chakra, renforçant notre visualisation et notre intuition.

Durant le stage, les sujets minimum qui doivent être traités sont :

- Descriptions, mémorisation et applications des symboles
- Temps d'exercice avec les symboles afin de reconnaitre par l'expérience l'énergie de chaque symbole.
- Soin et auto traitement psychique
- Soin à distance

- Soin psychique à distance.

- Soin à distance pour les plantes, les animaux.

- Soin à distance d'événement passés et futur.

En option :

- Guérison permanente à distance (la boite reiki ou l'anthakama)

- Guérison à distance en groupe.

- Guérison psychique de troubles émotionnels profonds

- De nouvelles méditations

- De nouvelles techniques japonaises (par exemple le Koki-Ho (technique de traitement par le souffle), le Seiheki Chiryo (Technique de traitement des habitudes), le Gyoshi-Ho (traitement avec les yeux))

- Transformer l'énergie d'un lieu ou d'un objet en énergie positive.

   Un support de cours vous sera donné.

Comme pour le premier degré, vous allez recommencer le processus des auto-traitements pendant 21 jours. Ceci est d'autant plus important que l'harmonisation du deuxième degré est très puissante : elle affecte le corps physique et les centres énergétiques. Par la même, une crise thérapeutique peut apparaitre. N'hésitez pas à boire beaucoup d'eau.

Si vous décidez de vous installer en tant que praticien Reiki, il vous faudra faire une étude de marché dans votre région, faire connaitre vos services, fixer vos prix, choisir un lieu ou pratiquer (à domicile ou non). Si vous ne vous déplacez pas à domicile, il vous faudra trouver un endroit au calme ou personne ne pourra vous déranger, chaleureuse et accueillante, assez vaste avec du matériel adéquat (table de massage surtout, coussin, oreiller, mouchoir…).

Pour ce qui est de l'administratif, la pratique du Reiki est dans le répertoire opérationnel des métiers sous le code ROME K1103, rubrique développement personnel et bien-être de la personne pour pôle emploi. C'est une profession libérale non réglementée de santé humaine et d'action sociale dont le code NAF est 8690F

Si le troisième degré vous attire, il est préférable d'attendre quelques semaines, déjà la fin de vos 21 jours d'auto-traitement quotidien, il faut que votre corps s'habitue à votre nouvelle fréquence vibratoire.

Reiki 3 (*Shinpiden*)

A l'époque de Mikao Usui, seul certains initiés arrivaient à ce degré et ce, plusieurs années après leur première initiation. C'était d'ailleurs les Maître qui choisissaient les élèves qui allaient passer le Shinpiden. Une fois ce degré passé, ils avaient alors le droit de pratiquer professionnellement le reiki. Certains alors pouvaient devenir « Shihan-Kaku » : les assistants du Maître. Pour devenir enfin « Shihan », enseignant, ils devaient rester assistant assez longtemps jusqu'à ce que leur Maître les autorise à créer leurs propres stages.

Certaines écoles proposent le niveau trois complet mais pour la plupart le niveau trois est divisé en deux :

a. Maîtrise – Praticien

Comme pour le passage du premier au deuxième, il faut bien avoir travaillé le deuxième niveau et se sentir prêt pour la suite. Une fois de plus, les deux premiers niveaux sont complets en soi, le passage du troisième vient d'une envie d'approfondir encore plus l'apprentissage du Reiki. D'ailleurs ce niveau développe votre flux d'énergie mais est surtout dédié à votre développement personnel, à votre spiritualité. La méditation prend une grande place dans ce niveau, méditer sur les symboles et les principes du Reiki n'a plus de secret pour vous !

Le stage se passe sur deux jours en général et comporte une seule initiation/harmonisation : votre canal sera agrandit avec un plus grand flux, votre fréquence vibratoire va être plus élevée, votre méditation sera de meilleure qualité et vous allez recevoir le symbole du maitre. Ce niveau va approfondir vos changements physiques, spirituels, émotionnels et psychiques.

Le symbole de Maître :

Le symbole de maitre, DKM vient du Kanji, un système d'écriture japonaise. Il décrit la « nature de Bouddha » autrement dit notre « véritable essence », notre vraie nature dont nous prenons conscience sur le chemin du « satori » qui veut dire « illumination ». Ce symbole est la représentation de plusieurs divinités de plusieurs cultures qui sont toutes reliées au soleil. D'ailleurs son mantra associé veut dire « grande lumière ». Ce symbole travaille sur notre 7ième chakra, celui de l'intuition qui nous relie à notre moi supérieur, à la compréhension profonde. Sa fonction est de faire de nous des médiateurs purs à l'esprit éveillé, il nous relie directement à la lumière. Il est rare qu'on l'utilise seul, en général il est accompagné des autres symboles pendant les méditations, les initiations et purifications. Il est effectivement surtout actif pendant vos méditations, il affine vos sensations subtiles, plus vous méditez avec ce symbole et meilleur médiateur vous serez. L'utilisation la plus efficace de ce symbole est néanmoins de pratiquer des initiations avec, donc au Reiki 3b.

Dans la formation les sujets minimum qui doivent être traités sont :

- Descriptions, signification et usages du symbole du maître Usui traditionnel et son mantra. Certaines écoles enseignent d'autres symboles en plus.
- Révision des degrés 1 et 2, mise au point, éclaircissements les difficultés rencontrées, questions et réponses
- Temps d'exercice avec les symboles afin de reconnaitre par l'expérience l'énergie de chaque symbole.

<u>En option :</u>

- Apprendre à utiliser un pendule, pour la mesure des Chakras, le contrôle des d'objets purifiés, nettoyage des pierres, nettoyage d'une chambre, etc....

- Exercices permettant de contrôler la douleur.

- Exercices de visualisation.

- Méditations

Un support de cours vous sera donné.

Une fois de plus, vous allez recommencer le processus des auto-traitements pendant 21 jours. Ceci est d'autant plus important que l'harmonisation est encore plus puissante : elle affecte le corps physique et les centres énergétiques. Par la même, une crise thérapeutique peut apparaitre. N'hésitez pas à boire beaucoup d'eau.

Reiki 3b Maîtrise - Enseignant (*Shinpiden*)

Pour passer ce niveau, il vous faut avoir confiance en vous, une grande expérience du Reiki et surtout ressentir une forte vocation : vous devez vivre « Reiki ». Ce niveau vous apprend à transmettre des initiations, c'est un engagement de vie capital. Le Maître Reiki est un être humain normal, il est juste maitre de sa vie.

Vous allez devoir répondre à une question simple : « quelles sont vos motivations, pourquoi voulez-vous devenir enseignant Reiki ? » Il y a une grande différence entre ceux qui veulent continuer à perpétuer le Reiki et pouvoir partager ce don et ceux qui veulent gonfler leur ego. Il va falloir être honnête envers soi-même à 100%.

La responsabilité du maitre enseignant est grande, il faut déjà que vous vous sentiez maitre de votre propre existence, que vous soyez à l'aise avec la philosophie complète qu'amène le Reiki, que vous ressentiez un profond amour et un profond respect pour la Vie et tout ce qu'elle englobe.

En plus de devenir un « professeur » capable de donner des initiations, à vous de choisir si vous voulez aussi être un maitre, un guide pour accompagner vos futurs élèves sur le chemin de l'éveil personnel. Le Reiki étant une porte grande ouverte donnant sur ce chemin.

Dans tous les cas, un bon enseignant doit être présent pour soutenir ses élèves et savoir faire le « service après-vente ». Certains élèves auront des doutes, des questions…etc. Il vous faudra pouvoir y répondre.

Si vous le souhaitez, il convient de commencer à faire des « études de cas ». Approfondissez votre pratique du Reiki en créant des dossiers sur chaque personne à qui vous donnez des séances. Cela vous permettra de suivre leur évolution, vous éclairera sur votre pratique. Soyez discipliné afin de maitriser votre art.

Comme pour le degré a, la méditation prend une grande importance, vous allez devoir méditer de plus en plus régulièrement (voir quotidiennement sur les principes du Reiki et les symboles.

Tout comme le degré a, il n'y a qu'une seule harmonisation élevant votre fréquence vibratoire et agrandissant votre canal. Cette initiation vous permettra d'ouvrir le canal d'autres personnes transmettant au psychisme, à l'esprit et au corps de vos futurs élèves l'énergie et les symboles Reiki. Elle créée un lien énergétique très fort entre le Maître et le jeune Maître : ils appartiennent maintenant tous deux à la même lignée de maitre remontant à la source Reiki invoquée à chaque initiation.

Suivant les écoles, cette formation se fait en deux ou plusieurs jours. Il est possible que plusieurs réunions d'évaluations soient organisées avant l'initiation.

<u>Dans la formation les sujets minimum qui doivent être traités sont</u> :

- Exposé sur la fonction du Maître Reiki et ses responsabilités.

- Temps d'exercice avec les symboles afin de reconnaitre par l'expérience l'énergie de chaque symbole.

- Vérification et évaluation des connaissances.

- Comment donner les harmonisations : le rituel pour chaque niveau (ce rituel est confidentiel, vous ne trouverez aucun détails ici)

- Temps d'exercice pour chaque niveau et harmonisation

- Dialogue sur les options à enseigner en plus du reiki traditionnel (pour développer nos sensations subtiles): chakras, pendule… etc.

- Révision des degrés 1, 2 et 3a, mise au point, éclaircissements les difficultés rencontrées, questions et réponses

- Temps d'exercice sur les techniques et méditations.

Un support de cours vous sera donné.

Une fois de plus, vous allez recommencer le processus des auto-traitements pendant 21 jours. Ceci est d'autant plus important que l'harmonisation est encore plus puissante : elle affecte le corps physique et les centres énergétiques. Par la même, une crise thérapeutique peut apparaitre. N'hésitez pas à boire beaucoup d'eau.

Ne proposez pas d'initiations/harmonisation et d'enseignement avant de vous sentir vraiment prêt spirituellement et physiquement à ouvrir vos propres stages, n'hésitez pas à demander conseil à votre maitre. Faites confiance à votre intuition. Cependant, un minimum de trois ans est requis afin que votre corps ai bien assimilé l'initiation et que vous ayez eu le temps de pratiquer activement la maitrise. Hawayo Takata a attendu 35 ans vous savez !

Une fois que vous avez « franchi le pas » et que vous initiez d'autres personnes, le symbole DKM prend alors tout son sens. A chacune de vos utilisations sur d'autres, il vous renforcera et augmentera vos vibrations.

L'initiation à la Maîtrise n'est que le début du long chemin vers une véritable maîtrise.

De toute façon, chaque individu étant unique, chaque maitre l'est aussi. Soyez le maitre que vous aurez aimé avoir, faites de votre mieux et tout ira bien.

Certaines écoles proposent en plus un stage beaucoup plus long et approfondit (de 3 mois à 1 an) pour apprendre à devenir un bon enseignant : quel style d'enseignement, comment présenter le Reiki, cours d'anatomie physique et métaphysique, psychologie, développement spirituel, méditations, exercices divers, accumulation d'expériences avec études de cas…etc.

La méditation

Faire de la méditation n'est pas réservé exclusivement aux bouddhistes ou aux personnes très spirituelles. La méditation est facilement accessible à tous si on veut bien se donner la peine d'essayer. Cela ne demande pas de savoir-faire du yoga et d'avoir un tapis de sol. Assis ou allongé sur votre canapé, votre lit, une chaise ou même par terre, voir même debout sans bouger ou pendant une ballade, vous pouvez pratiquer la méditation comme vous le souhaitez ! Le but est de descendre de plus en plus profondément en soi en se libérant de tout ce que nous ne sommes pas.

La méditation amènera sérénité et grâce dans votre vie. De plus, plusieurs chercheurs en neurosciences ont prouvé que méditer était très bon pour votre cerveau : meilleur capacité d'attention et de concentration, synchronisation des ondes cérébrales, idées plus claires. La méditation est aussi très bonne pour la santé physique : elle aide à combattre efficacement stress, anxiété et dépression en augmentant la sensation de bien-être, la bonne humeur, la capacité à faire face à la vie. Certains chercheurs pensent même qu'elle aiderait à calmer les douleurs ou en tout cas à mieux les gérer. La méditation est maintenant proposée dans plusieurs thérapies en complément.

Le mieux pour débuter est de faire des méditations guidées, vous pouvez en trouver partout, sur internet, dans les magasins sous forme de livres ou de cd. Je préconise plutôt le cd, la méditation guidée en audio est plus facile et tellement plus agréable, elle aide au lâcher prise. Il suffit d'écouter et suivre ce qu'on nous dit pour voyager à l'intérieur de nous-même.

Ensuite, il existe une multitude de style de méditation, le tout étant d'apprendre à son esprit à se focaliser sur une seule chose (votre respiration, votre ventre, une bougie...) et d'y rester. Il existe un exercice qui consiste à vous focalisé sur chaque muscle de votre corps, petit à petit, pour complétement le détendre, en partant du front jusqu'aux orteils. Cette technique est très puissante ! Parfois trop et elle amène à l'endormissement.

Une autre méthode consiste à vider complètement son esprit. L'esprit alors tranquillisé nous amène dans un état existentiel fabuleux. Les premiers temps vous n'y arriverez peut-être que quelques secondes mais petit à petit en s'exerçant vous arriverez à tenir plusieurs minutes dans une paix total, la tête vide. Cette sensation d'être, juste d'Etre, est très forte. Il y a plusieurs techniques pour arriver à ce stade. Déjà, ne vous en voulez pas si vous avez du mal à faire taire votre mental, ne culpabilisez pas, évitez tout sentiment négatif à votre égard, soyez patient envers vous-même. Vous pouvez laisser venir vos pensées et ne pas vous y accrocher, laissez les passer, acceptez les et laissez les partir aussi rapidement qu'elles sont venues. Vous pouvez aussi imaginer que vous les notez et que vous mettez le post-it sur un tableau en fond pour les lâcher. Ou encore les imaginer sur un train, dans un wagon, qui arrive et repart.

N'hésitez pas à noter les sensations et idées qui vous viennent directement pendant les méditations, il est possible que votre inconscient ou votre intuition ait des choses à faire passer.

Mikao Usui avait habitude de pratiquer la méditation Gassho et invitait ses élèves à faire de même. Pratiquer cette méditation avant de donner un traitement fortifie le flux d'énergie Reiki, permet de se centrer dans le calme et aide à l'ancrage. Gassho se traduit par « deux mains se rejoignent ». Pour pratiquer le Gassho, il faut se tenir assis le dos droit (si vous ne pouvez pas rester le dos droit naturellement, appuyez-vous contre un mur et utilisez des coussins). Joignez vos mains au niveau du cœur comme si vous alliez faire une prière : les mains tendues, paumes contre paumes). Respirez naturellement par votre ventre. Inspirez par le nez en plaçant votre langue contre le palais, expirez par la bouche en remettant votre langue en place. Cela fait circuler le ki. Il faut que vous sentiez votre souffle au bout de vos doigts. Une fois bien détendu, placez votre attention au niveau de la jointure de vos majeurs : là où vos deux doigts se touchent. Essayez de garder les yeux fermés pour garder l'énergie en vous et ne pas être tenté par la stimulation visuelle. Si vous ne pouvez pas avoir les yeux fermés, essayez de battre le moins possible des paupières même si vos yeux deviennent larmoyants, avec le temps vous en aurez moins besoin : un battement = une pensée, pas de battement = pas de pensée ! Sinon vous pouvez essayer de vous bander les yeux tout simplement. Si vous sentez que vous fatiguez au niveau des mains ou bras, laissez les redescendre doucement et gardez votre attention sur le point de contact des majeurs.

Lorsque nous joignons nos mains, tous les éléments sont réunis : le pouce est le vide, l'index est l'air, le majeur est le feu, l'annulaire est l'eau, l'auriculaire est la terre, la main gauche est la lune et la main droite est le soleil. Donc en nous concentrant consciemment sur les majeurs, donc le feu, nous brulons les éléments inconscients.

Chacun bout de nos doigts est la fin d'un méridien, ceux au bout de nos majeurs sont reliés au cœur. D'ailleurs, pour le bouddhisme ésotérique, chaque bout de doigt est là à une qualité : le pouce est le discernement, l'index est l'action, le majeur est la perception, l'annulaire est la réception et l'auriculaire est la forme.

La méditation d'ancrage : il s'agit de l'exercice d'ancrage expliqué dans le chapitre du Reiki niveau 1.

La méditation sur les symboles Reiki : Cette méditation servira à bien vous imprégner de chaque symbole et reconnaitre leur énergie propre. Elle agit sur les plans physique, émotionnel, spirituel et psychique en mettant en lumière chaque recoin de votre être et libérant les blocages. Asseyez-vous ou allongez-vous, relaxez-vous et une fois que vous vous sentez ancré, tracez un symbole (avec la main ou en le visualisant) en répétant son mantra, sentez-le, jouez avec, laissez-le vous imprégner totalement autant de temps qu'il vous plaira. Faites la même chose avec les autres, tour à tour.

La méditation Om : Voyez-vous le stéréotype même de la personne qui médite ? Vous l'imaginez en train de chantonner « aaaoooooommmm » ? Et bien c'est tout à fait ça ! Ce son est en fait un mantra, des syllabes sanscrites un peu mystérieuses mais élevant notre niveau de conscience et notre fréquence vibratoire. Pour certaines religions, cette syllabe représente le son originel et primordial à partir duquel l'univers se serait structuré.

Notre cœur est notre principale source d'amour, de sagesse, de compassion et de compréhension. Il sait ce qui est bon pour nous et comment nous relier à notre intuition. En vous focalisant sur votre cœur, physiquement (les mains sur la poitrine) et spirituellement (l'attention dans le cœur) vous vous reliez à votre intuition profonde, écoutez-le, écoutez-vous, il sera de bon conseil.

La méditation du cœur : Cette méditation vous amènera dans un état naturel de paix et d'amour car elle vous relie à la source même de cette paix, placée dans le cœur.

Asseyez-vous ou allongez-vous, détendez-vous, en respirant fredonner doucement un son très grave pour harmoniser votre 4ième chakra, celui du cœur. Ensuite placez vos bras au niveau de la poitrine et votre intention au niveau du cœur, laissez-vous imprégner de cette sensation de paix et d'amour qui en résulte.

La méditation du cœur n°2 : Cette méditation est appelée « cœur de joie » elle nous vient d'Atisha un maître bouddhiste indien. La méditation commence comme celle-ci-dessus sauf qu'il s'agit de « guérir » de situations difficiles en les visualisant et ressentant complètement les émotions négatives qu'elles nous amènent. A l'inspire vous ressentez fortement ces émotions, les gardez un temps, les acceptez totalement, et à l'expire vous les chassez en vous concentrant sur l'amour de votre cœur.

La méditation du Hara : comme expliqué dans le chapitre sur le Reiki niveau 1, le hara, le deuxième chakra, situé au creux de votre ventre, est un point très important au niveau énergétique et il vous permet de bien vous centrer. Personnellement, quand je me sens tourmentée ou en difficulté face à un problème, la méditation du Hara est un bon moyen pour reprendre confiance, calme, esprit clair et surtout reprendre les choses en main ! Il faut déjà réussir à bien comprendre où se situe votre hara. Asseyez-vous ou allongez-vous, détendez-vous. Inspirez à fond par le nez, garder quelques secondes votre souffle et expirez à fond par la bouche. Faites cette respiration trois fois. Elle vous permet de retrouver un peu de calme (personnellement, je fais ce simple exercice assez souvent). Une fois bien détendu, faites focalisé votre attention derrière vos yeux fermé, puis descendez dans votre bouche, dans votre gorge, dans votre cœur, sentez son amour, dans votre poitrine, dans votre estomac et arrivez sous votre nombril. Voilà, vous êtes dans votre hara, un endroit calme, reposant. C'est un peu comme votre refuge ici, décorez le à votre gout ou imaginez-vous dans un océan de lumière. Personnellement, j'y ai installé un gros canapé bien douillet ! Ce refuge sera toujours là, personne d'autre que vous peut y pénétrer, il est totalement sécurisé et sécurisant et vous pouvez y aller quand bon vous semble !

La méditation des chakras : elle permet de bien harmoniser vos chakras en portant votre attention sur chacun d'eux l'un après l'autre et visualisant à leur place un ballon (à la couleur appropriée) se gonflant en rythme avec votre respiration.

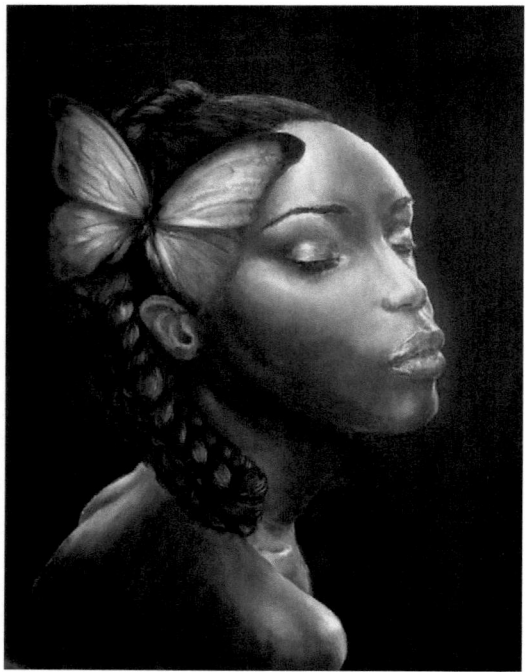

Illustration : CokecinL

Techniques

Les technique occidentales sont ni fausses ni moins bien que les japonaises, juste différentes. Il est néanmoins intéressant d'ajouter à notre pratique du reiki les techniques japonaises afin de mélanger et englober le tout, notre pratique en sera d'autant plus complète. Rendons à César ce qui lui appartient et ajoutons une petite touche exotique japonaise aux pratiques occidentales ! Je ne développe pas complétement chaque technique ici, libre à votre maitre de vous l'enseigner ou à vous de le lui demander. Les techniques ne sont que des bases pour apprendre le Reiki, votre intuition et vos expériences seront les facteurs les plus importants de votre pratique.

Commençons par <u>les trois piliers du Reiki</u> selon Mme Koyama :

-*Gassho*, la méditation Gassho est une technique japonaise de méditation très puissante, elle est développée dans le chapitre sur la méditation.

-*Reiji-Ho*, la technique de l'intuition. Nous pouvons le traduire par « indication de l'esprit » ou « indication de la force Reiki ». Nous sommes tous dotés d'intuition depuis notre naissance, personne n'en a moins qu'un autre, le plus important c'est de savoir l'entendre et la suivre. Cette technique nous permet de nous servir de notre intuition pour guider nos mains pendant un soin Reiki.

-*Chiryo*, le soin Reiki en direct du corps entier, le receveur s'allonge et le praticien appose ses mains, soin appris pendant le Reiki.

Autres techniques :

-*Auto-traitement* : Chiryo sur soi-même. Le stage de Reiki 1 vous apprend comment vous donnez un auto traitement et pourquoi il est important de le faire régulièrement.

-*Harmonisation des chakras*. Cette technique peut faire office d'auto traitement rapide de temps en temps si vous n'avez pas trop de temps. Il suffit d'apposer vos mains sur les chakras avec un ordre bien précis. Deux par deux, tour à tour.

-*Hanshin Chiryo,* traiter en direct la moitié du corps, technique de soin rapide relaxante et apaisante.

-*Tanden Chiryo,* le coup de fouet. Cette technique donne un coup de motivation et renforce la volonté, il s'agit de donner du Reiki au tanden, ou hara, du receveur.

-*Enkaku Chiryo,* soin à distance. Aussi appelé Shashin chiryo littéralement « traitement avec photo ». Il s'agit du soin à distance appris pendant le Reiki 2. Sur une personne, une plante, un jardin, un animal, un événement passé/présent/futur, à la terre…

-*Boite Reiki* : technique de soin à distance sur du long terme. Envoi à plusieurs personnes simultanément possible.

-*Antahkarana* : La grille Reiki. Même technique que la boite Reiki mais à l'aide d'un symbole et de cristaux.

-*Seiheki Chiryo,* soin des habitudes, il s'agit du soin psychique appris pendant le Reiki 2. Possible en auto traitement.

-Guérison psychique à un défunt, vous aides à faire votre travail de deuil.

-*Jacki-Kiri Joka-Ho,* couper l'énergie négative. C'est une technique de purification des objets.

-*Kenyoku,* nettoyage à sec. Cette technique vous purifie, augmente votre énergie, nous ramène à l'instant présent mais surtout vous détache de la personne soignée.

-*Byosen,* le scanner. Il s'agit de littéralement scanner le corps du receveur, paumes dirigées vers lui, dans son aura et de ressentir dans nos mains les failles, fuites, trop pleins…ect afin de savoir où donner du Reiki.

-*Byogen Chiryo*, trouver et travailler sur les racines d'une maladie. Comme tout le monde le sait, traiter un symptôme fait du bien mais ne guérit pas une maladie. Cette technique permet de trouver et travailler sur les racines premières d'une maladie. L'esprit est un puissant outil permettant de jouer sur notre santé physique, il y a interactions non-stop entre notre corps et notre psychisme. Bien souvent, quand un problème physique arrive, nous pouvons trouver sa racine dans un souci psychique. Votre intuition et votre expérience joueront beaucoup dans cette technique mais voici quelques bases :

En général :

- Maux du côté droit : côté masculin : souci de survie, d'argent, soucis professionnels, agressivité, problème de volonté pour faire des efforts.

- Maux du côté gauche : côté féminin : soucis de créativité, d'intuition, de réceptivité, de douceur et d'amour.

Plus détaillé :

1. Maux des yeux : problème dans sa vision de soi-même, ne s'écoute pas assez, impression de passer inaperçu, ne pas vouloir voir ce qu'il se passe, tristesse et larmes contenues dans les sinus.

2. Maux du nez : besoin de reconnaissance, problèmes sexuels

3. Maux des dents : indécision

4. Maux des oreilles : passer inaperçu, ne pas vouloir entendre, ne pas vouloir suivre son intuition, grosse tension.

5. Maux de bouche : problème d'insécurité et de survie. Peur de la nouveauté

6. Maux de la gorge et des cervicales : sentiments réprimés, colère, mots étouffés.

7. Maux du cou et des épaules : porter un poids, des responsabilités, stress et sentiment de culpabilité.

8. Maux du haut du dos : colère, donne trop ne reçoit pas assez, irritation, attaque, résiste, refoule, culpabilise, tristesse, perte, peine.

9. Maux de poitrine, cœur et poumons : soucis dans les relations, peur, tristesse, rejet, mauvais estime de soi, émotions refoulées, problème de confiance en soi et en les autres, donne trop et ne reçoit pas assez.

10. Maux des bras et mains : Difficultés à recevoir ou donner, peur de lâcher prise sur les choses, les gens et les situations, problèmes qui semblent ne pas avoir de solutions.

11. Maux des lombaires : sentiment d'abandon amenant colère et aigreur, peurs, souci de sous, méfiance, perfectionnisme et déséquilibre sexuel.

12. Maux de coccyx : peur de la vie et de tout ce qui en découle

13. Maux des jambes : peur des changements et d'avancer dans la vie

14. Maux des genoux : indécision, psychorigidité, c'est le trône de la peur.

15. Maux des chevilles : Peur de la mort et des changements

16. Maux des pieds : Peur d'avancer, souci de survie et de sécurité.

-*Genetsu-Ho*, faire baisser la fièvre. Comme son nom l'indique c'est une technique simple à faire en cas de fièvre.

-*Gedoku-Ho*, faire baisser les toxines. Technique permettant d'envoyer les toxines loin du corps du receveur, elle calme les effets secondaires des médicaments ou une gueule de bois par exemple.

-*Gyoshi-Ho*, soin par les yeux. Une fois canal, vous irradiez d'énergie Reiki, cette énergie sort surtout au niveau des mains, du souffle et … des yeux ! Gyoshi veut dire « fixer du regard ». Cette technique demande beaucoup d'exercice pour arriver à se relâcher, ne pas focaliser le regard et éviter de cligner des yeux.

-*Joshin Kokyuu-Ho*, la respiration. Cette technique renforce l'énergie et nettoie l'esprit. Il s'agit de visualiser l'énergie pénétrant le haut de la tête pendant que nous inspirons, arrivant au hara et repartant dans les mains jusqu'au receveur quand nous expirons.

-*Koki-ho*, soin par le souffle. Pour le docteur Usui, une fois que vous êtes canal, le Reiki coule de tous vos chakras, les yeux et le souffle seraient de très bon « conducteurs ». De plus, quand nous respirons, nous avalons un mélange de gaz et d'énergie, cette énergie ressort à l'expiration. A l'aide des symboles, cette technique est très puissante en direct et à distance.

-*Hesso Chiryo*, soin par le nombril. Cette technique consiste à mettre votre majeur dans le nombril du receveur (consentant bien sûr) pour lui envoyer comme un rayon laser de Reiki.

-*Hanshin Koketsu-Ho,* mélanger le sang. Cette technique permet de faire revenir une personne trop endormie/abasourdie après un soin Reiki.

-*Reiki Undo,* le mouvement. L'idée est de faire comme un enfant complètement libre du regard des autres laissant son corps s'exprimer en se tordant dans tous les sens. Relâcher l'esprit pour laisser le corps complétement s'exprimer sans entraves.

Technique de groupe :

-*Guérison à distance en groupe* sur personne, situation…etc. En groupe, le reiki est encore plus puissant, n'hésitez pas à faire un soin à la Terre, elle en a bien besoin !

-*Shu Chu Reiki,* exercice concentré. Cette technique consiste à ce que plusieurs donneurs donnent du reiki en même temps à un receveur.

-*Reiki Mawashi,* le courant. En groupe, cette technique consiste de s'assoir en cercle, et de placer chacune de nos mains au-dessus et en-dessous de celui d'à côté afin de faire passer le flot d'énergie qui va tourner en passant des uns aux autres et alors s'augmenter.

Après il existe plusieurs techniques différentes d'apposition des mains suivant les problèmes rencontrés :

Spirituellement : changement d'humeur, concentration, rééquilibrage émotionnel, colère, frustration, dépression, défis à surmonter, crise de milieu de vie, relaxation, stress, confiance en soi, …

Pour les maux physique, le Dr Hayashi donnait un guide de position des mains pour chaque affection suivant les endroits du corps :

1. Technique pour la tête/douleurs et maladies du cerveau
2. Technique pour les yeux : toutes leurs maladies possibles
3. Technique pour les oreilles, toutes les infections et maux possibles
4. Technique pour les dents
5. Technique pour la bouche
6. Technique pour la langue
7. Technique pour toutes les maladies des organes digestifs (stomatite, muguet, salive, maux de l'œsophage, maux de l'estomac, maux des intestins, maux du foie, maux du pancréas, maux du péritoine, maux de l'anus)
8. Technique pour toutes les maladies des organes respiratoires (maux du nez, maux de gorge, trachéite, bronchite, pneumonie, asthme, maux des poumons, pleurésie)
9. Technique pour les maladies cardiovasculaires (maux du cœur, maux des artères)
10. Technique pour les maladies du système urogénital (maux des reins, cystite, énurésie)
11. Technique pour les maladies nerveuses (anémie, hystérie, dépression, insomnie, méningite, myélite, hémorragie, polio, névralgie, convulsion, épilepsie, mal de mer, empoisonnement…)
12. Technique pour les maladies infectieuses (varicelle, rougeole, scarlatine, dysenterie, typhoïde, grippe, coqueluche, diphtérie, malaria, tétanos, rhumatismes, rage)
13. Technique pour les maladies touchant le corps en entiers (diabète, obésité, maux dermatologique…)
14. Technique pour les maux de grossesse et maux des jeunes enfants
15. Technique pour les autres maux accidentels (coupure, brulure, hoquet, bégaiement, écharde, spasmes, crampes, vomissement, hernie…etc.)

Pour chacun de ces problèmes existe un processus de position de main bien défini. Ces processus servent de support de base. En tant que praticien, je ne peux que vous conseiller de plutôt suivre votre intuition mais si vous manquez de confiance au début, n'hésitez pas à demander conseil à votre maitre pour les positions des mains. Pour les non-praticiens, sachez que le Reiki peut vous aider (sans, je le répète, se substituer à la médecine classique).

Code de déontologie, lignée et certificats

I -1 – Justification de la Lignée

Le praticien Reiki doit justifier de la lignée Reiki Usui Shiki Ryoho par un document,

diplôme, attestation…signé(e) de son Maître Reiki, et mentionnant la filiation de celui-ci.

I - 2- Il s'engage à respecter l'enseignement de Mikao Usui,

Ses cinq principes Ici et maintenant, je décide d'être heureux de manière permanente et inconditionnelle, Je vis ma vie dans le positivisme & dans l'amour, je suis reconnaissant, je vis ma vie honnêtement, je respecte la vie autour de moi sous toutes ses formes

I – 3 - Le praticien Reiki adapte sa pratique au consultant.

Le praticien est à l'écoute des besoins de la personne. avec le plus grand respect, attention et bienveillance. Il tend à avoir une écoute active et empathique.

I – 4 - Conduite d'Accompagnement en pédagogie des Adultes.

Le praticien accompagne chaque personne à sa demande, dans la découverte de son chemin de vie. Il l'encourage à développer ses compétences, et ses talents dans une perspective d'autonomie, de responsabilité et d'évolution. Le praticien Reiki ou le Maître Reiki incitera la personne à faire appel à son libre-arbitre, à son discernement et à son potentiel personnel pour devenir acteur de sa vie.

I – 5 - Formation professionnelle : Formation initiale, Formation continue.

Le Praticien Reiki passe lui-même par un processus d'ouverture et d'évolution personnelle. Il a souci d'optimiser ses connaissances et ses acquis. Le praticien Reiki aura à cœur de poursuivre son processus individuel de formation professionnelle; par tous moyens à sa convenance, autodidaxie, séminaires, stages, conférences, formation qualifiante, e.learning…

II - Devoirs du praticien Reiki vis à vis de ses consultants

II – 1 - Attitude juste

Face à une personne désireuse de mieux-être ou en quête de clarté, d'authenticité ou en difficulté particulière le praticien Reiki saura, par une attitude juste, faire preuve d'humilité sans s'ingérer ni interférer dans la vie du receveur, l'encourageant à prendre l'initiative sur le chemin de sa vie.

II – 2 - Traitements et Initiations

Le praticien Reiki traitera les personnes demandant des traitements ou des initiations avec le plus grand respect vis à vis de leur dignité, de leurs besoins et de leurs valeurs individuelles. Il aura le respect de l'individu dans ses dimensions physique, psychique et spirituelle.

II – 3 - Respect physique

Une session de Reiki se donne par imposition des mains sur un receveur vêtu, les vêtements ne gênant ni la pratique du Reiki ni son efficacité. En cas de nécessité, elle peut se donner sans contact physique.

II –4 - Respect des valeurs

Le Praticien déclare en son âme et conscience que le Reiki n'est ni une religion ni une secte, la personne recevant le traitement ou les initiations est libre de ses croyances et convictions.

II – 5 – Respect de la confidentialité, Secret professionnel et Anonymat

Le praticien Reiki et l'Enseignant Reiki respectent la confidentialité des informations reçues de la personne pendant une session, un traitement ou une initiation de Reiki, quelle qu'en soit leur nature. Le secret professionnel s'étend à tout ce qui a été vu, entendu ou compris au cours de la pratique ou des initiations. Il préserve l'anonymat des personnes qui le consultent ou l'ont consulté.

II – 6 – Accueil et Qualité des soins

Le Praticien Reiki fournit un endroit agréable, adapté, confortable et sécurisant. Il se rend à domicile si la personne ne peut se déplacer. Par une brève description, il informe la personne de ce qui se passe pendant une session de Reiki.

II – 7 – Confiance absolue en la capacité d'auto guérison de chacun

Le praticien ayant une confiance absolue en la capacité d'auto guérison de la personne et de son riche potentiel, il se doit de lui transmettre cette confiance, favorisant ainsi une prise de conscience d'estime et d'amour de soi.

II – 8– Relation de pairs entre les deux parties

Le praticien se doit d'attirer l'attention du consultant sur sa responsabilité propre, sur la nécessité d'une coopération active et permanente. et sur ses capacités d'autonomie.

II – 9 – Devoir de réserve

Conscient de la relation spécifique qui le lie à ses consultants, le praticien observe une attitude de réserve en toutes circonstances.

II – 10– Devoir de suivi

Le praticien Reiki au service de la personne se doit d'assurer la continuité de son accompagnement ou d'en faciliter les moyens.

II – 11 –Liberté de l'engagement du praticien Reiki

Le praticien Reiki ou le Maître Reiki n'est jamais tenu de s'engager dans une pratique de soins ou d'initiations Reiki. Dans le cas de refus il se doit néanmoins de conseiller un autre praticien ou intervenant.

II – 12 – Rapport à la médecine

Le Reiki système énergétique peut compléter avantageusement un programme de soins de santé en accélérant leurs effets ou en limitant les effets secondaires de certains traitements. Il ne se substitue pas non plus à ceux – ci.

Le praticien ne pose pas de diagnostic, ne donne pas de prescription et en aucun cas il ne modifie le traitement médical ou psychologique.

II – 13 – Autres compétences professionnelles du praticien

Il peut cependant, s'il possède d'autres connaissances et compétences dans différents domaines de thérapie et /ou d'accompagnement et en prouvant son professionnalisme, les mettre au service de la personne (naturopathie, accompagnement, fleurs de Bach, massage, coaching, etc.)

II – 14 – Rémunération du praticien – Honoraires.

Chaque praticien Reiki fixe lui-même ses honoraires en conscience et selon un des principes du Reiki, gagner honnêtement sa vie par une juste rémunération.

II – 15– Informations nécessaires avant un traitement ou une initiation Reiki, contrat verbal ou écrit

Le Praticien Reiki doit préciser clairement avant la session, le contenu, la durée, le coût des traitements, sous quelle forme il sera rémunéré (comptant, chèque ou troc, travail, contribution volontaire) et les délais de paiement.

L'Enseignant Reiki donnera toutes les précisions concernant les initiations (forme : séminaires, prestations individuelles, contenu, durée, coût, etc.).

Dans les deux cas, durant l'entretien préalable, un contrat verbal ou écrit pourra être établi entre les parties

III - Rapports du praticien Reiki à ses confrères, aux autres professionnels de la santé et aux institutions.

Information déontologique

Le code de déontologie des praticiens en Reiki est public.

III – 2 - Appartenance institutionnelle et Indépendance professionnelle

Le fait pour un praticien Reiki, d'être lié à un centre de soins, de formation, à un lieu de vie ou appartenir à des structures sociales ou associatives ne saurait porter atteinte à l'application des présentes règles déontologiques.

III– 3 - Utilisation du nom

Nul n'a le droit dans un texte informatif ou publicitaire, d'utiliser les noms et titres d'un praticien Reiki sans son autorisation expresse et son accord écrit

III – 4 - Droit de réserve et Règles de confraternité

Le praticien Reiki est tenu au droit de Réserve vis à vis de ses confrères et des autres professionnels de la santé. Il cherchera à établir des relations honnêtes et harmonieuses entre toutes les parties.

III – 5 Information sur son exercice

Toute information du public (articles, publications, émissions radio ou télédiffusées, enseignes, annonces payantes, conférences, documents pédagogiques etc.) doit être exprimée d'une manière simple et honnête (personnalité du praticien ou de l'Enseignant Reiki, nature des soins fournis et résultats escomptés).

III – 6 - Pratique et Fiscalité

Le Praticien Reiki se conforme aux règles fiscales et droit du pays où il pratique.

Ma lignée :

- Mikao USUI
- Chujiro HAYASHI
- Hawayo TAKATA
- Phyllis LEI FURUMOTO
- Alfred MORGELL
- P.Danielle TONOSSI
- Cathy RENGGLI
- Monique MARIETHOZ
- Martin SCHATENBRAND
- Patrick SCHIFFERLING
- Sandra LERAMBERT
- Marie JAMIN-HAUCHARD

Témoignage :

« Ne pas croire tout ce qu'on peut lire ou tout ce qu'on nous dit ; rien ne vaut l'expérience directe. »

J'ai toujours été intéressée par l'ésotérisme, l'inexplicable etc... Adolescente déjà je faisais du spiritisme et tirais les cartes avec mon tarot de Marseille. Et puis j'ai eu mon bac, mon concours d'entrée à l'école des Beaux-Arts, rencontré mon futur mari, ai eu mes enfants... Et cet intérêt pour l'invisible a été relégué au fond de moi laissant place aux personnes et éléments importants de ma vie.

Comme beaucoup de monde, j'ai entendu parler du Reiki plusieurs fois sans vraiment m'y intéresser. Quelques-unes de mes amies pratiquaient et en parlaient de temps en temps entre elles, mais ça ne me touchait pas. Ce n'était juste pas le bon moment pour moi je suppose.

Un soir, en discutant avec une de mes amies initiées, je m'y suis intéressée de plus près, j'ai eu envie d'en savoir plus. Pendant qu'elle me parlait, j'ai cru voir un halo bleu indigo autour d'elle. Je ne sais pas trop pourquoi je ne lui ai pas demandé un soin à ce moment-là d'ailleurs... Pas que je n'ai pas osé, juste je n'y ai pas pensé, juste la technique Reiki en elle-même m'intéressait. Le bon moment était arrivé. Je me suis sentie comme aimantée, attirée vers le Reiki. J'y pensais très souvent mais je voulais attendre un peu, voir si cette envie allait passer comme une lubie ou si elle allait rester et continuer à me trotter dans la tête.

Quelques semaines ont passé et je me sentais de plus en plus attirée par cette pratique. Il me fallait alors trouver quelqu'un à proximité de chez moi pour m'initier. Après plusieurs recherches, et avec un peu la peur de tomber sur des charlatans (l'inconnu faire peur et le Reiki, comme beaucoup d'autres techniques peut servir d'intermédiaire aux personnes peu scrupuleuses), j'ai fini par trouver une maitre à côté de chez moi.

Et le feeling est passé de suite dès la première seconde au téléphone !

Deux mois et demi après, je passais mon initiation Reiki 1.

Quand je suis arrivée à l'initiation, j'étais plutôt excitée mais c'est aussi à ce moment-là que j'ai ressenti un gros doute… Ayant perdu le lien avec mes premiers intérêts pour l'ésotérisme, ayant une vie de maman et femme avec les pieds sur terre (relativement, pour une artiste…), étant athée et super sceptique, j'étais contente de passer ce cap mais une fois dans cet univers si différent de mon quotidien, je me suis demandée si j'étais vraiment à ma place.

Ma Maître, Sandra, m'a mise tout de suite à l'aise, et mes co-stagiaires aussi. A défaut d'adhérer, j'allais surement me faire de nouvelles amies !

Trois autres femmes étaient effectivement présentes pour être initiée :

Une très terre à terre et encore plus sceptique que moi,

Une autre très sensible, intellectuelle et passionnée par les sciences ésotériques, quantiques…etc.

Et une troisième ayant déjà une grande expérience dans le domaine : médium et magnétiseuse depuis sa naissance... Katia, une très belle personne que je suis fière de compter parmi mes amies maintenant !

Donc après un premier contact chaleureux, Sandra commence notre initiation en nous expliquant l'histoire du Reiki, les bases de la technique… le côté théorique. Je sens l'excitation montée, j'ai trop hâte de commencer la technique. Bizarrement mon scepticisme grandit en même temps, je veux voir et expérimenter pour croire.

Arrive le moment tant attendu des initiations. Nous quittons la pièce et allons chacune notre tour dans le cabinet de Sandra afin de recevoir notre reiju : l'Initiation.

Je m'assieds, le dos droit, les yeux fermés, les pieds collés, les mains jointes,… et j'avais juste envie de rire !
Je me demandais ce que je faisais là, ce qui me poussait à faire tout ça, je me moquais de moi. Je sentais Sandra bouger à côté de moi sans comprendre ce qu'elle fabriquait. Je me trouvais ridicule.

Et puis j'ai senti, ressenti, une sensation bizarre, indescriptible, incompréhensible, mais bien là. Comme une pression partant du dessus de ma tête et évoluant dans ma poitrine jusqu'à mon estomac, gonflant mon cœur au passage. Cette sensation revient maintenant à chaque fois que je commence un soin, en moins intense.
Et mon scepticisme a pris une claque (mais ne s'est pas avoué vaincu).

Le moment du repas est arrivé, nous avons donc fait une pause, mangé toutes ensembles, ce fut un chouette moment de partage et de rires.
L'après-midi fut consacré à la pratique, nous nous sommes donné des soins chacune notre tour. Nous avons toutes réagit différemment, mais fortement !

Après cette journée hors de l'espace-temps, dans un cocon, le retour à la réalité pour la soirée fut compliqué ! Je devais profiter d'être à Rouen pour travailler. J'avais donc rendez-vous chez une copine pour une réunion « bijoux » où je présentais une partie de mon travail à ses amies. Il a fallu donc conduire dans Rouen (je déteste conduire) et mettre mon costume d'entrepreneuse.
J'ai alors essayé de parler du stage, de ce que j'avais vécu dans la journée, mais ça n'a pas été simple, j'étais encore un peu sur un nuage, fatiguée et je me sentais un peu « extraterrestre » !

Après une courte nuit (merci encore à ma cousine de m'avoir hébergée ! cousine = papotages !), dès le dimanche matin, me voici de retour au centre de soins de Sandra. Il fait un peu frais car dans les locaux il n'y a pas de chauffage le dimanche mais il fait chaud dans nos cœurs ! Et c'est une super excuse pour s'enrouler dans nos couvertures ! L'esprit cocon est d'autant plus présent.

Nous commençons par le deuxième reiju, très différent du premier, je n'ai pas eu beaucoup de sensations (et même plus tard, je n'ai jamais revécu de sensations aussi intense pendant un reiju)

Je savais que certains effets secondaires étaient possible après un soin Reiki et pire encore après une initiation. On m'avait parlé de possibilité de fièvre ou diarrhée… que le corps allait se purifier et pour le coup se débarrasser des toxines d'une façon ou d'une autre.
On peut dire que dans mon cas, ce fut magistral ! Pas de soucis digestif ou de fièvre… mais dès le dimanche midi, mes menstruations sont apparues sous forme d'une grosse hémorragie… et elles n'étaient pas du tout prévues, complètement hors cycle ! Une fois de plus, mon scepticisme ne peut que s'incliner devant l'expérience !

Pendant cette initiation, ma maitre décide de nous apprendre un symbole hors Reiki traditionnel, un symbole tiré du Reiki tibétain.

J'apprends à méditer aussi... enfin j'apprends... oui et non ! Je me rends compte que je médite assez régulièrement depuis mon enfance: depuis gamine quand j'ai du mal à m'endormir, je vide ma tête... et ça fonctionne. La difficulté ne sera donc pas d'apprendre à faire le vide mais à ne pas s'endormir !
Toutes bonnes choses ayant une fin, je reprends la route et je rentre chez moi, retrouve ma maison, mon mari, mes enfants, ma chienne, mon quotidien...
Avec juste l'impression d'avoir rêvé ce week-end.

Le sujet devient un peu « tabou » avec mon homme et il est de moins en moins rassuré : il ne connait pas, ne comprend pas, il a peur... alors il se cache derrière l'humour, les moqueries, dit que je suis une sorcière...

Et moi, je me demande comment faire les auto traitements, comment réussir à mettre le reiki dans ma vie, alors qu'il semble trèèèès loin et que ça me parait impossible (surtout qu'en décembre, c'est mon plus gros mois de travail)

Le lendemain, soucieuse de faire les choses bien, je me force à me faire un auto traitement, le lendemain aussi, et j'arrive à le mettre dans ma vie, et ça devient de plus en plus presque un besoin, les sensations se renforcent et mes mains se mettent à chauffer n'importe quand !

Petit à petit j'apprends, j'apprivoise...

Et puis je me sens prête à donner un soin à autrui... je cherche donc le bon moment, la bonne personne...
Quelques jours après, je fais un marché de Noel artisanal sur deux jours au Havre*

*Je fais partie d'un groupe de créateurs de la région « les petites mains dans la main » nous sommes constamment à la recherche de nouveaux lieux pour organiser des marchés solidaires : nous reversons une partie de notre chiffre d'affaire à l'association Yelkabé Zamsé afin de construire une école au Burkina Faso. Plus d'infos sur le net et en fin de livre.
Ma sœur me propose de m'héberger afin de m'éviter un aller-retour chez moi.
Elle sera donc mon premier soin !!

C'est le moment, je me mets un peu la pression, j'ai le cœur qui bat la chamade, c'est tout sauf l'esprit zen là !

Je commence et très rapidement, je me calme …

Et ça se passe super bien !

Ma frangine décolle ! Mes mains sont bouillantes !

Pour la première fois, pendant le lissage, je sens son aura ! Elle a des sensations elle aussi !

Premier test : réussi haut la main !

N'ayant pas envie de m'arrêter là, je propose des soins à tout le monde : amis, famille, tous font les cobayes, à chaque fois j'ai des résultats... Autres succès hors « grande détente » : des verrues disparaissent sous mes mains alors qu'elles sont là depuis des lustres ! Ma chienne qui ne boite plus après un coup de Reiki qu'elle a d'ailleurs fortement apprécié.

L'eau qui prend un coup un peu « électrique » si elle est chargée, le café lui, chargé en Reiki, n'est pas très bon ! Pendant quelques jours, donner du Reiki à un agrume va le momifier !

Bref, je m'amuse !

21 jours passent et je ressens toujours le besoin de me faire des auto-traitements. Je joue avec l'énergie, j'adore ça !

Mon mari, lui, n'est pas aussi enthousiaste, j'ai un peu changé et ça ne le rassure pas, je suis encore plus calme qu'avant et j'ai tendance à encore moins me faire de soucis ou me mettre en colère (je n'étais déjà pas très « négative ») il a la sensation que « je me fiche de tout » et j'essaye de lui faire comprendre que je ne m'en fiche pas, j'ai juste confiance…

Et de nouveau, rapidement, je me sens aimantée... le deuxième niveau m'appelle... un mois seulement après le premier...

J'ai gardé le contact avec ma maitre et mes co-stagiaires, on papote par mail, on parle de nos ressentis... une de nous décide d'arrêter, ce n'est pas pour elle... une autre continu son chemin en solitaire… et il y a Katia, qui, elle aussi, se sent prête pour le deuxième niveau.

Un matin, je finis mon auto traitement et décide d'appeler Sandra (avec qui je parlais par mail mais on ne s'était jamais téléphoné depuis notre tout premier contact) pour lui parler de mon envie de passer le cap du dessus, savoir si des dates sont prévues… Je descends les escaliers et entends mon téléphone sonner : c'était Sandra !

On papote un moment de tout et de rien, je lui demande pour le Reiki 2, elle me dit qu'elle me rappelle pour me dire... pendant cette conversation, en papotant de tout et rien, on se rend compte qu'on a beaucoup de liens en commun, plus que ce que l'on pensait ! Même des personnes en commun qui habitent pourtant très loin. Certaines correspondances sont même aberrantes !

Nous trouvons une date pour le stage 2 et pour le coup, Katia aussi sera là !
Etant donné que nous nous retrouvons toutes les trois, au lieu d'aller au centre de soin, Sandra propose de faire ça chez elle, dans sa maison, comme ça on ne reprend pas la voiture au milieu et pas besoin de trouver où dormir.
Le coté intime/cocon est encore plus présent.

Entre temps, mon mari accepte d'essayer un peu le Reiki, il ressent bien des choses mais dès qu'il fait un pas en avant sur le sujet, il refait deux pas en arrière. Nous comprenons donc que nous ne tomberons pas d'accord sur ce sujet, je lui promets de ne pas tomber dans une secte, de garder la tête froide, je le rassure, et il promet de me faire un peu plus confiance et de respecter tout ça. Mais je ne sais pas comment lui dire que je veux passer le degré 2.

Avant de passer mon second niveau, je ressens irrémédiablement l'envie d'aller me faire une balade en forêt, j'attends juste qu'il fasse un peu plus sec quand même... (J'habite en Normandie...)

Une après-midi, enfin, il ne pleut pas, j'embarque les enfants et zou à la forêt ! J'ai toujours senti que j'étais proche de la nature mais là c'est super exacerbé ! Je suis connectée ! Et quand je touche un arbre, mes mains viiiiibrent c'est fou ! J'ai l'impression de ressentir son énergie en moi, suis toute gonflée d'amour c'est génial !

Les jours passent, il nous arrive quelques soucis qui font que ce n'est surement pas le moment, ni de parler à mon homme pour le Reiki 2... ni de le faire en fait... je me dis que tout se goupille clairement de façon à me faire comprendre que ce n'est juste pas le moment. Depuis mon initiation, mon intuition s'affine, j'apprends à voir les « coïncidences » comme des signes.

Tout à coup, nos soucis se résolvent.

Mes parents qui viennent d'acheter un nouveau lit rigolo pour mes enfants, demandent s'ils peuvent venir le week-end suivant pour l'essayer, et puis mon homme m'annonce qu'il a besoin d'aller à Rouen ce même week-end là pour bricoler sa moto avec un copain.

Je me retrouve seule alors la date prévue du Reiki 2... Si ce n'est pas un signe ça ! Mais ce n'était pas encore au gout de l'Univers...

Trois jours avant l'initiation, je ressens de gros symptômes grippaux, autant dire que dès les premiers signes, je désespère un peu mais décide de me battre ! Huile de pépin de pamplemousse, huiles essentielles, eau de mer, gelée royale, homéopathie, ma maitre m'envoi du Reiki à distance, moi je me fais plein de soin,... je sors carrément l'artillerie lourde !

En deux jours je sens vraiment mon corps se battre, les symptômes disparaissent !

On me met à l'épreuve mais je tiens bon ! Mais ce n'était toujours pas fini !

Me voilà en route pour mon initiation 2… J'ai quand même quelques kilomètres à faire, c'est le soir et mon GPS n'est pas toujours un bon conseillé. Et après m'avoir demandé de tourner au milieu d'un pont, il finit par me perdre.

Un autre pont avait été détruit accidentellement peu de temps avant et pour lui, c'était le seul chemin possible. (Je ne sors plus sans mon atlas routier maintenant !)

Quand je finis par retrouver la bonne route, j'ai déjà une bonne heure de retard et fini derrière un bus indépassable qui s'arrête toutes les 5 min… Et moi je ris nerveusement au volant !

2h de retard et j'arrive dans le village de ma maitre, mais impossible de trouver sa maison, et personne ne répond au téléphone pendant quelques minutes…

Il est vrai qu'il m'arrive souvent ce genre d' « aventure », je suis habituée, j'arrive à garder mon sang froid, à me débrouiller...

bref, je finis par trouver la maison, j'arrive un peu tendue dans une maison ou Sandra, son mari et Katia sont tranquillement en train de prendre l'apéritif devant un feu de cheminée. Rapidement, je me détends et me sens mieux et nous passons une super soirée, retrouvailles, rencontre avec l'adorable mari de Sandra, dans une maison chaleureuse, du bonheur.

Nous nous se couchons avec l'envie d'être demain et de commencer l'initiation !

Réveil tôt mais pas trop, petit café, nous prenons notre temps, c'est trop bon de ne pas avoir d'horaires, nous pourrons finir quand nous le voudrons !

Katia me dit alors avec un sourire de joueuse "tiens je vais lire dans ton marc de café !" et me prédit un voyage dans les montagnes ! Elle ne pouvait pas savoir qu'effectivement, nous devions aller en vacances dans les montagnes !! Et le plus drôle c'est qu'il n'y avait pas de marc : c'était du café soluble !

Nous passons un super moment, en plus du Reiki nous discutons de tout et de rien, nous nous baladons dans la campagne, nous jouons avec le pendule et Sandra sort son jeu de tarot de Marseille. J'éclate de rire, au lycée j'avais commencé un peu à tirer les cartes et puis j'avais arrêté et perdu mon jeu. Et là je retrouve le même chez elle, exactement le même !

Elle décide alors de m'en faire cadeau !

Avec magnifiques odeurs d'huiles essentielles tibétaines, je reçois mon reiju pour l'initiation 2. Une fois de plus les sensations ne sont pas aussi fortes que la première fois mais mon corps réagit, mon taux vibratoire est plus élevé et m'occasionne de petites migraines, pas trop violentes heureusement et rapidement calmées par le Reiki.

Nous apprenons donc comment nous servir des symboles, les techniques associées et le tracé. Puis, comme au premier, nous expérimentons. Katia et moi faisons un soin à Sandra (elle qui initie, n'en reçoit pour le coup que très peu) et nos mains chauffent violemment ! ! Sandra décolle ! Le soir, nous repassons une super soirée entre amies.

Le dimanche, nous continuons notre formation :

Après avoir parlé de la boite thérapeutique, nous passons aux envois à distance, sujet qui m'intriguait fortement, réveillant mon scepticisme. Quelques jours avant, Sandra nous avait demandé de choisir chacune un cobaye pour un envoi à distance. De demander à cette personne si elle était d'accord et de lui demander de se tenir au calme de 11h à midi ce dimanche. Comme pour mon premier soin, je choisis ma sœur.

A l'heure dite, nous envoyons donc toutes les trois en même temps un soin au cobaye de Katia, à une personne de la part de Sandra et à ma sœur ensuite. Une fois n'est pas coutume, cette pratique me parait très bizarre et je ne comprends pas, je le fais mais comme pour mon premier reiju, je nous trouve drôles et ridicules, j'ai envie de rire. Quand nous avons fini les envois, il est midi.

Sandra va en cuisine, Katia et moi accourrons sur nos téléphones afin d'appeler nos cobayes !

Et nous ne sommes pas déçues ! Elles se sont toutes les deux soudainement endormies pendant l'envoi, d'un sommeil de plomb.

Là, j'ai compris que j'éviterai d'envoyer à quelqu'un sans lui donner un rdv avant ! Et mon scepticisme se reprit une claque !

L'après-midi est consacrée à la guérison psychique... Nous travaillons chacune sur une phrase affirmative afin de se donner l'une l'autre un soin... et moi je décide de justement bosser sur mon scepticisme, mes doutes, mon besoin de preuve... Le tout tranquillement au coin du feu en enchainant de délicieuses tisanes. Pendant que Katia me fait mon soin, je me vois essayer de m'envoler, mais de grosses racines m'en empêchent et je me vois essayer de les couper. Un peu comme dans un rêve.

Le soir est arrivé, nous avons bien travaillé, le stage est terminé...et à ce moment, je me sens très fatiguée, un peu vidée. La nuit est tombée, il est l'heure de se dire au revoir et il faut reprendre la route...

J'arrive à l'heure pour coucher mes enfants et profiter de mon mari le dimanche soir. Pendant les jours qui suivent, je reprends mes auto traitements, continue à apprivoiser les symboles (et plus j'apprends à les « connaitre » plus ma sensibilité s'affirme. Pour moi, ils ont presque chacun une sensation spécifique, une odeur, une couleur même un gout !) et à développer les nouvelles technique mais je me sens un peu en indigestion. Comme une overdose... Je suis fatiguée et mes nuits sont peuplées de rêves. Heureusement, les auto traitements me font du bien et je me décide à me fabriquer un pendule, à faire ma boite thérapeutique, à commencer à me replonger dans le tarot et les runes... et je continue à donner des soins quand je le peux.

En ayant passé le niveau 2 et bientôt le 3 (si ce n'est pas déjà fait maintenant que vous lisez ces pages), je peux devenir praticienne, je me suis donc créé un site internet et acheté une table de massage. Mais je ne pense pas devenir professionnelle, sauf quelques personnes de mon entourage, la population ici n'est pas encore prête et peu de gens semblent vouloir s'intéresser au Reiki. Mais je pense que les choses sont en train de changer, heureusement. En attendant, je propose le Reiki à mes proches, quand il y a besoin.

Le travail énergétique me passionne, j'ai commencé à mettre le nez dans l'aromathérapie et la litho-thérapie, et le virus m'a eu, ça me passionne !

Conclusion :

Le Reiki se développe et sort de sa cachette, il devient même presque en vogue. Et tant mieux ! Ce magnifique outil doit continuer à couvrir le monde de positif ! Grace à sa popularité nous commençons à le voir apparaitre dans certains hôpitaux et cliniques, des mutuelles le remboursent et il est possible de le pratiquer légalement et professionnellement. Peut-être un jour deviendra-t-il une pratique quotidienne pour tous ?

Il faut néanmoins faire attention au revers de la médaille. Cette popularité amène des convoitises, certains veulent s'approprier le Reiki, le contrôler, les communautés se scindent et se dénigrent mutuellement. Il faut veiller à ce que le Reiki soit protégé du lobbying. La concurrence négative amenée par la peur et l'envie de pouvoir donne une mauvaise image du Reiki (arnaque, secte, charlatanisme... etc.) amenant la population à le fuir par peur de l'inconnu.

Tout ceci est complétement en adéquation avec l'esprit Reiki (amour et abondance). Si tous, nous réussissons à être plus unis, à coopérer dans l'amour et le respect, le Reiki n'en sera que plus vivant et grandi. Ensemble, nous serions encore plus en mesure d'offrir du bien à notre prochain. Même si des différences peuvent exister entre écoles, travailler ensemble dans le respect et l'harmonie sera beaucoup plus efficace qu'isolés.

Il est important d'apprendre à observer nos vies comme des spectateurs extérieurs, objectivement. En observant la vie et l'univers, nous pouvons faire preuve d'une autre forme d'intelligence, comprendre les messages de l'existence, apprendre de nos expériences, accepter de ne plus essayer de tout contrôler et lâcher prise dans la confiance, le courage, la patiente, et la flexibilité. Notre vie n'en sera que plus harmonieuse. Surtout quand nous travaillons consciemment au changement positif, et comprenons que le négatif n'est pas une fatalité. Il faut développer notre confiance et notre force intérieure, changer nos pensées pour changer notre vie.

Et même changer de comportement pour sauver LA Vie. Travailler tous ensemble, se soutenir mutuellement, oublier nos attitudes d'individus isolés et hostiles pour devenir attentifs envers son prochain : N'oubliez pas, nous faisons tous partis du même monde, nous sommes tous dans le même bateau. Prenons soin les uns des autres et soin de notre bateau.

Liens:

- Mon centre de formation Reiki : http://www.formation-reiki.info/

- Le site de Sandra : http://www.lesmauxpourledire.com/

- Le site de Katia : http://www.lesouffledelumiere.fr/

- Yelkabé zamsé et Les petites mains dans la main : http://yelkabezamse.asso-web.com/

- Mon site Reiki : http://eiram76.e-monsite.com/

- Mon site peinture : http://cokecinl.e-monsite.com/

Texte et images non-libre de droit et protégés

Tables des Matières

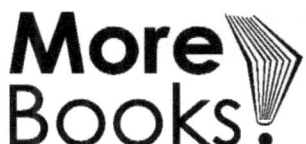
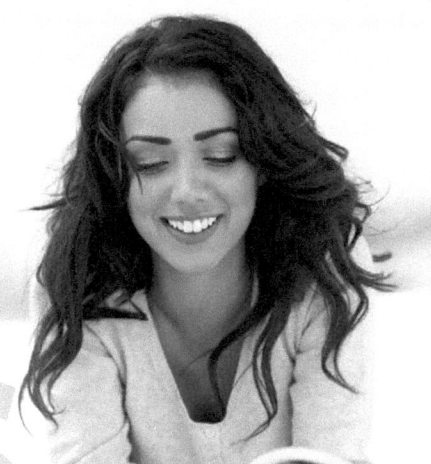 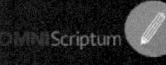

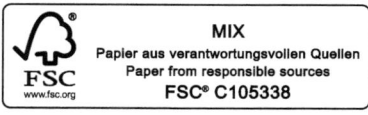

Printed by Books on Demand GmbH, Norderstedt / Germany